Gene*Ética*

Gene*Ética*

2013

Rui Nunes

GENE*ÉTICA*
AUTOR
Rui Nunes
EDITOR
EDIÇÕES ALMEDINA, S.A.
Rua Fernandes Tomás, nºs 76, 78, 80
3000-167 Coimbra
Tel.: 239 851 904 · Fax: 239 851 901
www.almedina.net · editora@almedina.net
DESIGN DE CAPA
FBA.
PRÉ-IMPRESSÃO
EDIÇÕES ALMEDINA, S.A.
IMPRESSÃO | ACABAMENTO
PAPELMUNDE, SMG, LDA.
V. N. de Famalicão

Junho, 2013
DEPÓSITO LEGAL
360731/13

Apesar do cuidado e rigor colocados na elaboração da presente obra, devem os diplomas legais dela constantes ser sempre objeto de confirmação com as publicações oficiais.
Toda a reprodução desta obra, por fotocópia ou outro qualquer processo, sem prévia autorização escrita do Editor, é ilícita e passível de procedimento judicial contra o infrator.

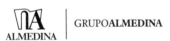

BIBLIOTECA NACIONAL DE PORTUGAL – CATALOGAÇÃO NA PUBLICAÇÃO
NUNES, Rui
GeneÉtica
ISBN 978-972-40-5181-9
CDU 60
     575
     612

Dedico esta obra ao *Professor Luís Archer*, geneticista, filósofo, teólogo jesuíta e grande humanista, pelo seu exemplo e inspiração.

PREFÁCIO

Em nome da Câmara Municipal do Porto, mais concretamente do Programa Porto Cidade de Ciência, queria agradecer o facto de o Professor Rui Nunes ter aceitado o convite para realizar esta magnífica obra.

Nesse sentido considero um privilégio prefaciar este livro – subordinado ao tema da Gene*Ética* – que mais não é do que o reflexo de um longo percurso do autor sobre a temática da ética em genética, percurso reconhecido nacional e internacionalmente. Este livro apresenta de um modo consistente e estruturado um dos mais importantes dilemas da ciência – em especial da medicina, da biologia e da genética – e do seu papel no devir coletivo.

De facto, a evolução das sociedades contemporâneas permitiu um desenvolvimento científico e tecnológico sem precedentes colocando a questão do estabelecimento de limites éticos à intervenção do homem. No domínio da genética a reflexão ética é ainda mais pertinente do que em outros domínios científicos pela possibilidade desta ciência modificar a própria natureza humana.

Só uma adequada regulação destas tecnologias por parte de poderes públicos com legitimidade democrática poderá balizar a dinâmica globalizante da ciência moderna face às enormes pressões económicas transnacionais. Mas, para ser genuína e eficaz, a intervenção dos poderes públicos carece de uma ampla discussão social, envolvendo diferentes protagonistas e diferentes estratos da sociedade, para que uma reflexão séria e aprofundada destes temas possa contribuir para uma legislação mais adequada aos valores da nossa sociedade.

Esta obra irá seguramente contribuir para enriquecer este debate, e para esclarecer a sociedade sobre os desígnios da nova genética, pelo que é com natural satisfação que Programa Porto Cidade de Ciência promove a sua edição. E faço votos para que os valores universais da ética e da responsabilidade proclamados neste livro sejam um dos pilares essenciais para a aplicação da genética na sociedade contemporânea.

GUILHERMINA REGO
PROGRAMA PORTO CIDADE DE CIÊNCIA

INTRODUÇÃO

Pretende-se com a expressão Gene*Ética* mais do que a soma algébrica de ética e genética. É uma visão plural, abrangente e transdisciplinar sobre os desafios da nova genética tendo como referencial axiológico o ser humano, a sua dignidade e os seus direitos básicos e inalienáveis. Não esquecendo nunca que a vida humana é parte integrante da biodiversidade e que a sua preservação é uma responsabilidade substantiva da nossa espécie.

De facto, e apesar dos enormes benefícios que trouxe à humanidade, a tecnologia genética permite não apenas questionar a própria natureza humana mas desafia também as fronteiras da vida. A biologia sintética e a engenharia genética confirmam esta hipótese e obrigam a repensar a complexa e intempestiva relação entre a ética e a ciência. Também a clonagem, o melhoramento genético ou a seleção embrionária colocam em causa os limites da vida humana permitindo a sua instrumentalização e manipulação descontrolada.

A genética pode ser utilizada também como um instrumento de engenharia social, já não através de uma intervenção programada do Estado nas escolhas reprodutivas dos casais – como aconteceu com a aplicação do eugenismo no século XX – mas através do neo-eugenismo ou eugenismo liberal que abre a porta a um condicionamento coletivo de decisões individuais, decisões que devem ser livres e responsáveis.

Esta obra é o reflexo de uma diferente perspetiva da bioética e da ética social que encara a liberdade ética da pessoa no quadro do exercício da responsabilidade, da tolerância e da solidariedade. Trata-se de um conjunto extenso de reflexões que tive a oportunidade de realizar ao longo das duas últimas décadas sobre ética em genética e que espelha também a enorme evolução que se verificou nesta matéria em todo o mundo civilizado.

GENE*ÉTICA*

Assim, agradeço o desafio que me foi proposto pelo Programa Porto Cidade de Ciência – programa de promoção da cultura científica da Cidade do Porto – em editar esta obra e espero, deste modo, tentar contribuir para a construção de uma sociedade mais livre, mais próspera e mais justa.

RUI NUNES

GLOSSÁRIO

Para uma adequada interpretação deste livro importa *a priori* definir alguns termos constantes na presente obra para que seja conferida uma maior objetividade ao texto em apreço. Assim, entende-se por:

1. ADN: Ácido Desoxirribonucleico;

2. GENOMA HUMANO: Património genético de um ser humano, identificando-o com a espécie a que pertence;

3. IDENTIDADE PESSOAL: Refere-se à complexa inter-relação entre o património genético individual – Identidade Genética – e influências ambientais, entre as quais se enquadram a educação, o ambiente familiar e social, a cultura, e outros fatores determinantes para o desenvolvimento integral da pessoa. Assim, duas pessoas, ainda que genotipicamente idênticas, terão sempre uma personalidade distinta, devido à influência de fatores culturais e do ambiente. A identidade pessoal associa-se ao valor intrínseco não-instrumental da pessoa humana e relega para segundo plano qualquer forma de determinismo genético.

4. INFORMAÇÃO GENÉTICA: Informação sobre caraterísticas hereditárias de um ou mais indivíduos obtida por análise de ácidos nucleicos ou por qualquer outro método científico;

5. INFORMAÇÃO PROTEÓMICA: Informação sobre caraterísticas de proteínas de um ou mais indivíduos;

6. TESTE GENÉTICO: Procedimento para detetar a presença, ausência ou alteração de um gene ou de um cromossoma, incluindo um teste indireto para metabolitos específicos;

GENE*ÉTICA*

7. RASTREIO GENÉTICO: Execução de testes genéticos em larga escala oferecidos num programa específico a uma determinada população ou segmento populacional pretendendo detetar caraterísticas genéticas em indivíduos assintomáticos;

8. AMOSTRA: Qualquer vestígio biológico de origem humana destinado a análise de ADN, obtido diretamente de pessoa ou colhido em cadáver, em parte de cadáver, em coisa ou em local onde se proceda a recolha com finalidades de identificação;

9. MARCADOR DE ADN: A região específica do genoma que tipicamente contém informações diferentes em indivíduos diferentes, que segundo os conhecimentos científicos existentes não permite a obtenção de informação de saúde ou de caraterísticas hereditárias específicas, abreviadamente ADN não codificante;

10. PERFIL DE ADN: o resultado de uma análise da amostra por meio de um marcador de ADN obtido segundo as técnicas cientificamente validadas e recomendadas a nível internacional;

11. *DNA FINGERPRINT*: Perfil de ADN que se refere a um perfil eletroforético de bandas com aplicação potencial em provas de paternidade ou em processos judiciais;

12. FICHEIRO DE PERFIS DE ADN: Conjunto estruturado de perfis de ADN, acessível segundo critérios determinados;

13. BASE DE DADOS DE PERFIS DE ADN: Conjunto estruturado constituído por ficheiros de perfis de ADN e ficheiros de dados pessoais com finalidades exclusivas de identificação;

14. DADOS PESSOAIS: O conjunto de informações, de qualquer natureza e independentemente do respetivo suporte, incluindo som e imagem, relativo a uma pessoa singular identificada ou identificável, que inclui o nome completo, a data de nascimento, a naturalidade, a residência atual; conhecida, o número de identificação pessoal, a filiação, o estado civil, o sexo, o grupo étnico e a altura, entre outros;

15. FICHEIRO DE DADOS PESSOAIS: Qualquer conjunto estruturado de dados pessoais, acessível segundo critérios determinados, quer seja centralizado, descentralizado ou repartido de modo funcional ou geográfico;

16. BIOBANCO OU BANCO DE PRODUTOS BIOLÓGICOS: Qualquer repositório de amostras biológicas ou seus derivados;

GLOSSÁRIO

17. MEDICINA PREVENTIVA: Aplicação de medidas preventivas no âmbito clínico. Trata-se de um ramo especializado da prática médica (distinto da Medicina Curativa), composto por diferentes disciplinas, que pretende a promoção da saúde e da qualidade de vida, a prevenção da doença, da deficiência e da morte precoce. Enquadra-se no conceito epidemiológico de Prevenção Secundária. A Medicina Preditiva, designadamente recorrendo a testes genéticos, pode ser considerada como instrumental para uma verdadeira prevenção na saúde.

18. MEDICINA 4P:Trata-se da possibilidade criada pela análise do Genoma Humano de implementar sistemática e articuladamente a Medicina Preditiva, a Medicina Preventiva e a Medicina Participativa contribuindo para uma nova filosofia segundo a qual o doente é um parceiro verdadeiramente ativo porque geneticamente informado sobre os cuidados de saúde que pode e deve receber, ou seja uma Medicina Personalizada.

19. ACONSELHAMENTO GENÉTICO: Procedimento para explicar as possíveis implicações dos resultados dos testes genéticos ou do rastreio genético, designadamente os riscos e os benefícios de um determinado procedimento (para o indivíduo, para a família ou para a descendência), as alternativas e os resultados esperados. Por Aconselhamento Genético Não-Dirigido (neutral) entende-se a atuação profissional em que se valoriza a informação objetiva e não a imposição de um quadro específico de valores;

20. EMBRIÃO HUMANO: Produto da fusão dos gâmetas masculino e feminino. Desde a fertilização, em especial a singamia, origina-se um novo genótipo humano. Neste processo surge, novamente, uma constituição cromossómica diplóide, determina-se o sexo do novo ser humano e aumenta-se a diversidade genética da espécie humana;

21. DIAGNÓSTICO PRÉ-NATAL: Deteção, após a gravidez estabelecida, de patologias genéticas, infeciosas ou metabólicas presentes no embrião ou no feto. Entre as técnicas mais usuais encontram-se a Amniocentese (colheita de líquido da cavidade amniótica) e a Biópsia de Vilosidades Coriónicas (colheita de tecido do córion – precursor da placenta). Mais ainda, já é possível analisar diretamente o património genético de células fetais existentes na circulação materna;

22. DIAGNÓSTICO PRÉ-IMPLANTAÇÃO: Deteção de doenças genéticas (ou de caraterísticas como o sexo do nascituro) no embrião *in vitro* antes da implantação no útero materno e, portanto, antes de se iniciar a gravidez. Existem pelo menos três técnicas para o efeito: Biópsia de Globos Polares, Biópsia de Blastómeros e Biópsia de Blastocisto;

23. BENEFICÊNCIA PROCRIATIVA: Dever dos progenitores, sem influência direta do Estado, de contribuir ativamente para a melhor "saúde genética" dos seus filhos sendo essencial para a concretização prática do neo-eugenismo ou eugenismo liberal.

24. TERAPIA GÉNICA: Modificação intencional e programada do genoma de um indivíduo humano. Pode classificar-se em:

a) TERAPIA GÉNICA EM CÉLULAS SOMÁTICAS: Através da terapia génica em células somáticas pretende-se o tratamento de doenças genéticas sendo a intervenção efetuada em células não-germinativas;

b) TERAPIA GÉNICA EM CÉLULAS GERMINATIVAS: Através da terapia génica em células da linha germinativa está em causa o tratamento de doenças genéticas hereditárias – monogénicas ou multifatoriais – não apenas no sujeito selecionado, mas ao longo das gerações. Pode ser efetuada em gâmetas ou em embriões humanos (neste caso originando embriões transgénicos);

c) ENGENHARIA GENÉTICA DE MELHORAMENTO: Realizada em células somáticas ou germinativas, pretende-se a introdução ou a alteração de um ou mais genes (cirurgia génica) com a finalidade de aperfeiçoar determinada caraterística física, traço morfológico ou psicoafectivo;

d) ENGENHARIA GENÉTICA PARA FINS EUGÉNICOS: A sociedade poderá ser tentada a aperfeiçoar não apenas o indivíduo isolado mas, transversalmente, toda a matriz social;

e) DISGENISMO: Seleção genética não para alcançar a melhoria da pessoa humana mas para escolher traços genéticos que estão geralmente associados a uma condição socialmente incapacitante, em síntese considerados como uma deficiência. Neste contexto, o disgenismo pode ser classificado resumidamente em:

1. DISGENISMO POSITIVO: pretende-se aumentar o número absoluto de pessoas com um traço genético em especial, por exemplo a surdez ou o nanismo. Pode ser alcançado através da contração de matrimónio entre pessoas deficientes ou através do recurso à repro-genética, nomeadamente à inseminação artificial, e à terapia génica;

2. DISGENISMO NEGATIVO: pretende-se diminuir a prevalência de pessoas normais (não portadoras do gene alterado). Por exemplo, através do diagnóstico pré-natal e abortamento de fetos normais ou do diagnóstico pré-implantação e não transferência de embriões geneticamente saudáveis.

25. SELEÇÃO GENÉTICA: Seleção de seres humanos, designadamente embriões ou fetos; pode ser tipificada em:

a) SELEÇÃO EUGÉNICA: seleção de genes e caraterísticas considerados "positivos" pela maioria da sociedade;

b) Seleção Disgénica: seleção de genes e caraterísticas considerados "negativos" pela maioria da sociedade;

c) Seleção de Sexo: escolha do sexo do filho pelos seus pais;

d) Seleção Neutral: quando a seleção de genes e caraterísticas é efetuada por motivos de outra natureza que não a sua aceitação social, designadamente por motivos de saúde;

26. Fármaco-Genética: Estudo da variação genética que afeta a resposta a medicamentos. Prevê-se que tenha um importante papel na segurança e eficácia dos medicamentos para uso humano, associando-se ao conceito de "medicina personalizada";

27. Repro-Genética: Utilização da tecnologia genética no âmbito da Procriação Medicamente Assistida;

28. Clonagem Humana: Processo de criação de seres humanos ou células, tecidos ou órgãos humanos geneticamente idênticos entre si.

Quanto à Origem da Célula Envolvida pode distinguir-se em:

a) Clonagem de Embriões – Quando está em causa a reprodução de células embrionárias e, portanto, do embrião humano:

a-1: *Separação de Blastómeros e Divisão Embrionária* – Quando a divisão de material genético ocorre, respetivamente, nos estádios de 4-8 células e de blastocisto;

a-2: *Transferência Nuclear*[1] – Quando o material genético de uma célula embrionária é transferido para um ovócito (fertilizado ou não) ao qual foi retirado o correspondente património genético nuclear;

b) Clonagem por Transferência Somática Nuclear – Quando está em causa reproduzir geneticamente células de seres humanos adultos e não de embriões:

b-1: *Clonagem de um Ser Humano* – Pretende-se a criação de um novo ser humano (o material genético nuclear de uma célula somática é transferido para um ovócito, fertilizado ou não, ao qual foi retirado o correspondente património genético nuclear);

---

[1] Na técnica de transferência nuclear apenas se transfere o material genético presente nos cromossomas do núcleo e não o DNA mitocondrial, pelo que não existe, verdadeiramente, uma identidade genética total. Mais ainda, durante o processo de desenvolvimento de cada indivíduo o património genético está em constante mudança (por mutação), pelo que é muito pouco provável que os genes nucleares sejam totalmente idênticos após a clonagem.

GENEÉTICA

b-2: *TECNOLOGIA DA CLONAGEM DE CÉLULAS, TECIDOS OU ÓRGÃOS* – Quando não se pretende criar um novo ser humano mas, apenas, células, tecidos ou órgãos para aplicação clínica ou experimental;

QUANTO AOS OBJETIVOS pode distinguir-se em:

a) CLONAGEM REPRODUTIVA – quando o objetivo essencial é a reprodução humana, por exemplo através da melhoria da eficiência das técnicas de fertilização *in vitro*. A sua dimensão ética deve ser enquadrada no âmbito da Procriação Medicamente Assistida;

b) CLONAGEM NÃO-REPRODUTIVA – quando se pretende o tratamento, e eventualmente a cura, de doenças graves para as quais não exista alternativa terapêutica disponível (tecnologia ainda no domínio experimental). A sua dimensão ética deve ser enquadrada no âmbito da Medicina Regenerativa.

A) Da Genética à Bioética

1. Ética e Nova Genética

A sociedade plural que estamos hoje a construir mergulha as suas raízes numa visão humanista das relações interpessoais. Esta sociedade encontra na diversidade de opinião e na pluralidade ideológica, cultural e religiosa o seu eixo vertebral e o fundamento das instituições que lhe servem de suporte. O marco axiológico fundamental, o ponto de referência, é, então, a inexistência de uma visão única do bem comum e, mesmo, do bem individual. A existência de instituições com legitimidade democrática é simultaneamente o garante e o suporte deste modelo de convivência social. Trata-se, então, de procurar uma sociedade bem estruturada e bem ordenada no quadro de instituições justas. Justas, no sentido processual do termo. Ou seja, com legitimidade outorgada por aqueles que delas vão usufruir. Esta é a nova ética social e que tem como marco axiológico fundamental a igual dignidade de todos os seres humanos.

I. Emergência de uma Nova Ética Social

A cultura humana pós-moderna carateriza-se por determinados contornos que a distingue de outros modelos culturais, predominantes até ao século passado, caraterísticas que marcam decisivamente o início do novo milénio. Importa salientar, enquanto fenómeno transversal à globalização, a evolução científico-tecnológica e o acesso ao conhecimento verificado ao longo das últimas décadas. De facto, nesta Aldeia Global, e de acordo com Marshall McLuhan[1], existe algum "determinismo tecnológico", dado que a acessibilidade generalizada a instrumentos comunicacionais tal como a televisão, a internet ou o correio eletrónico mudaram substancialmente o espaço geográfico do nosso planeta, reduzindo-o à dimensão de uma pequena aldeia.

---

[1] McLuhan M, Powers B: Global Village. Oxford University Press, New York, 1989.

GENEÉTICA

Transpõe-se, assim, a ideia seminal de Einstein, de que não apenas o tempo, mas, também, o espaço estão eivados de relatividade moldada pela consciência pessoal e pelo comportamento humano. Esta relatividade vê-se acentuada na era eletrónica que contribui decisivamente para a globalização cultural e deste modo para uma maior igualdade entre os cidadãos. O livre acesso à informação em qualquer ponto do planeta é, provavelmente, o melhor contributo que a sociedade do conhecimento e da informação pode dar para uma verdadeira igualdade de oportunidades transcultural. E, portanto, para a construção de uma sociedade plural.

Mais ainda, a evolução científica mudou a relação do homem com a sociedade de um modo absolutamente radical. De uma perspetiva reflexiva e contemplativa, a ciência e a tecnologia dela decorrente permitem ao homem uma intervenção direta no seu destino, devendo a rede social garantir que o ser humano é um fim em si mesmo, na sequência de um valor que lhe é intrínseco e portanto autorrealizador. A tecnociência deve então construir a autonomia da pessoa e não a sua instrumentalização. Ou seja, é num contexto de explosão do conhecimento e de rápido e fácil acesso a este conhecimento, que o modelo de desenvolvimento cultural – e, portanto, social, económico e político, da sociedade plural – se debate com o consumo ilimitado dos benefícios decorrentes deste conhecimento. Esta cultura baseada no conhecimento está intimamente relacionada com a satisfação das necessidades básicas dos cidadãos, o que implica que o conhecimento científico seja continuamente revisitado sob o olhar atento da sociedade que, de uma ingenuidade passiva no passado, assume no presente uma postura pró-ativa não apenas de crítica e escrutínio mas de parceria construtiva sobre o modelo de sociedade que deseja para as gerações futuras. E, por maioria de razão, o conhecimento científico, nomeadamente no domínio das ciências biomédicas, abre novos horizontes, tais como o mito do controlo do envelhecimento ou da imortalidade do ser humano[2].

Na ausência de barreiras fronteiriças no sentido tradicional, este mercado das ideias é o responsável pela harmonização cultural a que hoje se assiste (bem como da homogeneidade linguística) e que, à escala global, aproxima os povos e derruba valores ancestralmente defendidos. Este enquadramento cultural tende a complexificar-se quando distintas gerações tendem a conviver ao longo de décadas devido à transição demográfica verificada nas sociedades ocidentais. A transição demográfica deve-se, no essencial, à quebra acentuada da taxa de natalidade (devida a fatores sociais e económicos) e ao aumento da esperança de vida média da população nas sociedades desenvolvidas, fruto da tecnologia biomédica e da melhoria substancial da qualidade de vida dos cidadãos. Antevê-se que esta inversão da pirâmide demográfica tenha um profundo impacto não apenas nos sistemas de proteção social de

---

[2] Fukuyama F: O Nosso Futuro Pós-humano. Quetzal Editores, Lisboa, 2002.

1. ÉTICA E NOVA GENÉTICA

todos os países desenvolvidos mas, sobretudo, no modelo de sociedade que coletivamente desejamos.

Ou seja, a influência quer da biomedicina quer da melhoria das condições de vida da sociedade originou o facto inédito de que a esperança de vida média dos cidadãos está a atingir tal magnitude que, num futuro próximo, as pessoas com mais de setenta anos de idade serão numericamente superiores aos jovens e adolescentes[3] (Programa das Nações Unidas para o Desenvolvimento, 2010). Note-se que a transição demográfica implica que pessoas com tradições históricas substancialmente diferentes aprendam a conviver à luz de critérios de tolerância e de solidariedade inter-geracional. Para evitar um choque intra e inter-civilizacional determinado pelo convívio decorrente da globalização cultural, importa definir um mínimo ético universal, que garanta, na ausência da imposição coerciva de qualquer ortodoxia de pensamento, a convivência pacífica entre os cidadãos. Não se trata de uma forma mitigada de relativismo ético, mas tão-somente de aceitar a diversidade de pensamento como paradigma da nova ética social. Numa sociedade pacífica, plural nas ideias e democrática no processo de decisão, o consenso é fundamental para a proteção dos direitos das minorias.

Tristram Engelhardt Jr., um autor de inspiração libertária, aceita como válida a tese de que o pluralismo pós-moderno que carateriza o discurso da atualidade, deve ter em consideração a divergência de opinião e a circunstância de que qualquer ordenação dos bens primários parte de determinados pressupostos ético/filosóficos, ou de uma noção previamente definida do bem comum[4]. Pelo que, o acordo mútuo – ou seja, o consentimento das pessoas para empreendimentos comuns – é o único instrumento viável para uma cooperação social saudável entre os cidadãos. Neste contexto de intersubjetividade, e ainda que exista desacordo sobre os fundamentos das decisões, é suficiente a aceitação de regras comuns de atuação de modo a que se cumpram os pressupostos de justiça processual. O acordo mútuo sobre os procedimentos a adotar pelos cidadãos pode mesmo transformar-se num potente cimento à escala global, ao permitir a convivência pacífica entre povos com distintas tradições culturais.

Porém, pode perguntar-se se é desejável a existência de um consenso transcultural. Eventualmente, este não será exequível, dado que cada cultura não é composta apenas por um universo de contribuições individuais, mas está também submetida a um vasto conjunto de influências que seguiram um rumo diferente ao longo dos séculos. Ao ser humano, por sua vez, é permitida uma grande variedade de opções,

---

[3] Programa das Nações Unidas para o Desenvolvimento: Relatório de Desenvolvimento Humano 2010. A Verdadeira Riqueza das Nações: Vias para o Desenvolvimento Humano, Nova Iorque, 2010.
[4] Engelhardt HT: The Foundations of Bioethics, Oxford University Press, New York, 1996, Second Edition.

uma grande maleabilidade opinativa, dependente não só do ambiente cultural, mas, também, de influências psicológicas individuais. Esta liberdade na esfera da decisão pessoal é a base da autodeterminação de que todo o ser humano pode e deve usufruir. Contudo, as decisões individuais não são a resultante de introspeções ascéticas, mas sim, a consequência de interações psicossociológicas, formando-se correntes de opinião (sobre estas e sobre as demais questões) que dão alguma coerência e um certo grau de intersubjetividade à autodeterminação individual. Torna-se necessário determinar um padrão mínimo, isto é, um nível crítico que desperte a consciência dos cidadãos, no sentido de reprovar energicamente aqueles atos considerados, por todas as correntes do pensamento, como moralmente inaceitáveis. Exemplificando, o direito à liberdade ética individual parece ser um desses valores que a todos os seres humanos compete respeitar e fazer respeitar.

Outra dúvida prende-se com o método utilizado para alcançar o referido consenso. Parece ultrapassada a hipótese de imposição coerciva de determinada norma ético/social. Aceita-se como razoável a necessidade de uma análise livre e consciente do imperativo moral que venha a ser aceite de forma convicta e refletida. Ao legislador compete a tarefa de balizar o comportamento humano, permitindo uma ampla capacidade de manobra, tendo em conta as diferentes perspetivas culturais. Contudo, a norma jurídica não deve nunca ser de tal modo permissiva que permita a ultrapassagem dos limites aceites e definidos pelas correntes mais representativas do pensamento humano. Então poderá afirmar-se que a dignidade humana se impõe ao próprio indivíduo, ao próprio agente moral. A necessidade deste consenso é real a nível transcultural, mas não só. Dentro de cada cultura, deve estender-se transversalmente a todos os segmentos da população, não se limitando aos estratos mais desenvolvidos. Tentando transmitir esta mensagem a todos os elementos da sociedade – os mais e os menos bem informados – o antigo preceito do Decálogo de desejar para os outros aquilo que se deseja para si próprio pode ser uma plataforma compreensível de sustentação deste objetivo. Este imperativo ético fundamental, observado noutra perspetiva, pode ser enunciado da seguinte forma: "atua em todas as circunstâncias de forma a cultivar a autonomia da outra pessoa, que a tua, por sua vez, se desenvolverá naturalmente".

Porém, importa que, a nível da organização sociopolítica da sociedade, os direitos das minorias (daqueles que discordam e não consentem) não sejam subtilmente violados. Assim, no plano jurídico, a proteção constitucional deverá no mínimo garantir um conjunto de direitos formais (idealmente materiais), que processualmente permitam esta aspiração comum. A expetativa da existência na Europa de uma Constituição que garanta os direitos fundamentais de todos os cidadãos da família Europeia é o reflexo evidente da necessidade de harmonizar distintas culturas e modelos de desenvolvimento social de modo a que o seu futuro se atravesse sem sobressaltos. De facto, no preâmbulo do Projeto de Tratado Constitucional (que por diversas condi-

1. ÉTICA E NOVA GENÉTICA

cionantes político/sociais não chegou a ser aprovado) podia ler-se "Conscientes de que a Europa é um continente portador de civilização; de que os seus habitantes, chegados em vagas sucessivas desde os tempos mais remotos, aqui desenvolveram progressivamente os valores em que se funda o humanismo: igualdade de todos os seres, liberdade, respeito pela razão. Inspirando-se nas heranças culturais, religiosas e humanistas da Europa, cujos valores, ainda presentes no seu património, enraizaram na vida da sociedade o papel central da pessoa humana e dos seus direitos invioláveis e inalienáveis, bem como o respeito pelo direito"[5].

Isto é, trata-se do pressuposto de que numa Europa secular pós-cristã o respeito pela pessoa humana e pela sua dignidade é o único meio de se resolverem disputas morais aparentemente irreconciliáveis. Inexoravelmente a humanidade deverá dispor de uma matriz ideológica, com um rosto constitucional, dotado de eficácia jurídica e de legitimidade intercultural. Legitimidade que decorre do acordo mútuo das partes envolvidas. Mais ainda, importa que o modelo de organização social tenha em atenção – à luz dos princípios da autonomia e da responsabilidade – que o elemento nuclear da sociedade é o cidadão, e que este vai progressivamente delegando no Estado as tarefas que cada cidadão individualmente não consegue cumprir. Assim, a complexa relação entre a legislação e os deveres pessoais deve ter em atenção também, e sobretudo, uma reinterpretação ascendente do princípio da subsidiariedade. Afirmando a convicção de que o ser humano, consciente, autónomo e livre, tem direitos e deveres ponderados no quadro de instituições justas e com legitimidade democraticamente determinada. Em boa verdade, o processo democrático (seja numa base de representação ou de deliberação) – desde que balizado por um quadro de direitos fundamentais que garantam os interesses das minorias – é aquele que melhor se enquadra numa sociedade plural.

Em síntese, numa cultura global, atravessada em tempo real pelos limites da tecnociência, desde logo nos domínios da biomedicina e das tecnologias da informação, só o respeito profundo por este quadro valorativo poderá ajudar a construir a sociedade do futuro. E, quando se questiona "liberdade para fazer o quê?" a resposta pode muito bem ser que a existência de visões irreconciliáveis sobre o bem individual e o bem comum entre os diversos membros da sociedade, implica que se gere o consenso possível que permita a convivência pacífica e o pluralismo social pós-moderno.

No plano profissional, a existência de pluralismo cultural originou a necessidade de se encontrar uma plataforma comum para a resolução de determinados conflitos em temas socialmente fraturantes. Muitos destes dilemas emergem da prática da medicina sobretudo em situações limite, tal como no caso do aborto, da eutanásia,

---

[5] Comunidades Europeias: Projeto de Tratado que Estabelece uma Constituição para a Europa, Convenção Europeia, Luxemburgo, Serviço das Publicações Oficiais das Comunidades Europeias, 2003.

da clonagem ou de algumas técnicas de procriação assistida. A ética profissional – de médicos, biólogos, geneticistas, enfermeiros, psicólogos, entre outros – sentiu a necessidade de se compaginar com a evolução da sociedade e um meio de alcançar este consenso foi justamente a elaboração de um conjunto de grandes princípios orientadores, de aplicação sistemática, na prática clínica e na investigação em seres humanos. Estes princípios de ética biomédica estariam a meia distância entre a teoria ética fundamental (corpo integrado de regras e de princípios) e regras de conduta, que, por definição, são restringidas a determinados contextos e de alcance forçosamente mais limitado. Esta tarefa está longe de ser simples, dado que, quando em presença de dilemas éticos complexos, de difícil resolução, vários princípios entram em conflito, prevalecendo aquele que seja moralmente afim do agente com capacidade de decisão.

Esta enunciação de princípios de aplicação prática, baseados na bagagem humanista da cultura ocidental, preocupa-se mais em originar ações facilmente percetíveis como justas, bem como na definição das obrigações morais a elas associadas e quase nunca dos valores que possam fundamentar ou justificar essas obrigações morais. Trata-se, talvez, de uma abordagem pragmática, dado que se torna mais simples alcançar um consenso sobre princípios gerais a adotar do que sobre os valores que possam fundamentar esses princípios. Este pragmatismo traduz, também, o facto de se tratar de uma ética laica, desligada de uma tradição cultural que tem profundas raízes sociais. A sociedade pós-moderna não adota uma postura ética uniforme, optando pela pluralidade de crenças e de opiniões. Os valores e as virtudes subjacentes a esta heterogeneidade moral estão sujeitos a uma tensão transformadora constante por parte da cultura atualmente dominante. Esta cultura orienta-se por um imperativo científico-tecnológico que penetra decisivamente no seio das culturas tradicionais.

Porém, em decisões críticas, a maioria das pessoas tem uma tendência natural para não se orientar especificamente por nenhum destes princípios, como reflexo de uma postura moral sujeita a alguma flutuação, por vezes mesmo, a certo grau de inconsistência. O fator decisivo na resolução de um dilema ético concreto, qualquer que seja a sua natureza, é o grau de virtude da consciência individual de cada agente moral. A aplicação prática dos princípios éticos subjacentes está dependente, em larga medida, da presença ou não das referidas virtudes. Esta volatilidade dos valores ético/sociais – evidenciada de sobremaneira em meados do século passado – traduziu-se numa profunda violação de alguns direitos fundamentais, colocando a dúvida da própria essência da dignidade humana. De igual modo, o surgimento de novas tecnologias e a perceção da insuficiência dos referenciais éticos tradicionais contribuíram decisivamente para a emergência de uma nova ética social. Em sentido lato, está igualmente em causa a deontologia profissional que, na sua componente normativa, se configura como um conjunto de deveres inerentes ao exercício profissional. A questão central é, então, como deve responder hoje a medicina e a genética a novos desafios, nomeadamente os que se colocam com a análise do genoma humano.

No entanto, uma análise apurada da evolução de códigos e juramentos médicos revela que, após a aceitação universal dos direitos humanos fundamentais, algo havia que mudar nas normas éticas da profissão médica. Não porque estivessem erradas, ou até desatualizadas, mas porque os cidadãos passaram progressivamente a ocupar um lugar de destaque nas sociedades plurais e secularizadas. O Relatório Belmont é um bom exemplo disso[6]. Este relatório foi um dos primeiros instrumentos éticos, de relevância internacional, a fazer um apelo ao princípio do respeito pela autonomia individual no âmbito da experimentação em seres humanos. Tratou-se de um importante documento que influenciou decisivamente as normas éticas nos ensaios clínicos e noutros tipos de investigação.

A nova ética social não podia, assim, relegar para segundo plano o direito de cada cidadão à sua autodeterminação. O Código de Nuremberga, em particular, refere-se a esta problemática a propósito do imperativo ético da obtenção de consentimento informado. Não houve assim que criar uma nova ética profissional mas que reformulá-la à luz de novos paradigmas sociais. Um desses paradigmas é o princípio do respeito pela autonomia individual. Tal como formulados por Beauchamp e Childress[7], os princípios de ética biomédica – autonomia, beneficência, não-maleficência e justiça – refletem a secularização caraterística das sociedades ocidentais, que confere, ao que parece, uma prevalência da autodeterminação individual sobre outros valores humanos fundamentais, como a responsabilidade social, ou a solidariedade humana. Esta solidariedade humana, alicerçada, também, no princípio da subsidiariedade, identifica deveres interpessoais que estão bem patentes, por exemplo, na experimentação em seres humanos ou na dádiva de órgãos para transplantação.

Foi esta, talvez, uma das grandes transformações culturais do final do século XX: a evolução para uma ética centrada na dignidade da pessoa e no seu direito à liberdade ética de autodeterminação. A doutrina dos direitos humanos, em todas as sociedades de tradição judaico-cristã, evoluiu ao ponto de conferir uma autonomia quase ilimitada ao ser humano individual. Esta noção está expressa com clareza na Declaração Universal dos Direitos Humanos, declaração que pode ser o substrato fundamental de toda a reflexão ética em torno das ciências da vida. De facto, é universalmente aceite (pelo menos nas sociedades influenciadas pela cultura ocidental) que alguns direitos básicos são inerentes a todos os membros da nossa espécie, independentemente da raça, sexo, convicção política ou religiosa.

---

[6] National Commission for the Protection of Human Subjects of Biomedical and Behavioural Research, 1978.
[7] Beauchamp T, Childress J: Principles of Biomedical Ethics, Oxford University Press, New York, 2009, sixth edition.

II. Exercício da Liberdade Ética

Neste contexto de aparente relativismo ético um dos principais dilemas das sociedades de cultura ocidental é a fundamentação dos valores pelos quais se deve nortear o comportamento humano. Ou seja, num modelo de organização social no qual são aceites distintas mundividências – nos planos político, ideológico, religioso e, mesmo, cultural – pode perguntar-se qual o denominador comum a todos os seres humanos numa cultura global onde a informação é partilhada universalmente, sem barreiras nem restrições. A resposta a esta questão assume particular relevância quando está em causa a complexa relação do cidadão com a sociedade, em todo o seu percurso desde a infância até à terceira idade. Isto é, obtido um consenso sobre quais os valores mais representativos da nossa sociedade, importa definir uma estratégia clara sobre o modo como devem ser transmitidos às gerações vindouras.

Sendo as sociedades modernas ocidentais uma encruzilhada de culturas, religiões e crenças díspares e não relacionadas, torna-se difícil definir quais os valores predominantes numa determinada sociedade. Tristram Engelhardt Jr. reconhece esta dificuldade ao tentar demonstrar a existência de uma ética secularizada totalmente descomprometida relativamente à tradição judaico-cristã prevalecente no passado ou a qualquer outro tipo de ortodoxia culturalmente imposta. Ao permitir-se um amplo campo de manobra à autodeterminação e à autorrealização individuais, acaba por se consentir todas ou quase todas as manifestações da vontade pessoal, ainda que contrárias à intuição moral generalizada. De facto, a inexistência de argumentos racionais que comprovem que determinada ação é incorreta origina, inevitavelmente, uma diminuição da força moral que obrigue a uma determinada proibição.

Qual será, então, a fundamentação da ética e dos valores numa sociedade plural e secularizada? Perspetivando a ética como uma das categorias do pensamento humano, tal como a lógica ou a estética, categoria esta que norteia o desejo e o comportamento subsequentes segundo determinados valores positivos, podemos encontrar uma alternativa atraente de encarar o problema. Naturalmente que estes valores estão relacionados, de alguma forma, com a edificação da personalidade através, entre outras, da educação ministrada desde o dealbar do nosso psiquismo individual. Trata-se, efetivamente, de um conjunto de regras que se impõem à vida individual. Esta dimensão categorial da ética não a impede de uma efetiva interpenetração com as restantes ciências normativas do pensamento humano.

Valores, nesta perspetiva universalizante, podem querer significar apenas critérios operativos de amplo espectro de atuação como, por exemplo, o profundo respeito pela vida humana, pela preservação da espécie e pela efetiva comunicação entre os seus membros. É hoje pacificamente aceite a dualidade que o homem social se impõe a ele mesmo: conflito persistente entre os diversos membros de uma comunidade, por um lado, e a necessidade de estes viverem conjuntamente, por outro. A dignidade humana, através do estabelecimento de direitos e de deveres, parece ser uma solução

1. ÉTICA E NOVA GENÉTICA

viável para mediar este conflito. Como princípio fundante da ética social, a dignidade humana deve ser distinguida de lei, ou leis, da natureza, dado que estas não têm relação direta com a ética, embora, por vezes, a possam influenciar. As leis da natureza, nas suas várias componentes, são meramente descritivas e fundamentam-se em determinadas observações científicas a nível biológico, químico ou físico. O fundamento dos valores num modelo de convivência social, plural nas ideias e secular nas práticas, pode então residir no conceito de dignidade humana. Mais ainda, a dignidade da pessoa, na sua diversidade, e nos direitos que dela emanam, é o alicerce do próprio Estado de Direito. Trata-se, porventura, do único valor absoluto, e inalienável, numa sociedade secular e pluralista. Uma sociedade onde as pessoas se encontram com distintas mundividências, como verdadeiros "estranhos morais".

Após ter sido claramente definida uma conceção biológica e antropológica de pessoa humana, a dignidade confere-lhe o direito de ser sempre considerado como sujeito, em si mesmo, com uma finalidade própria, dotado de liberdade no plano ético, não podendo nunca ser considerado como um objeto do desejo ou da manipulação de terceiros. Esta liberdade ética fundamental implica que a ciência concorra sempre para melhorar as condições de existência da humanidade respeitando a identidade do sujeito e a da espécie a que pertence. Esta linha de pensamento está na base da edificação daquilo que hoje conhecemos e valorizamos por direitos humanos fundamentais. Estes mais não são do que o reconhecimento expresso de um marco axiológico fundamental que é o valor intrínseco, inquestionável, da pessoa humana.

Uma ética fundada na dignidade humana pressupõe, necessariamente, que novos conhecimentos na área das ciências biológicas, incluindo a genética, possam questionar axiomas considerados imutáveis, de modo a proporcionar – através de uma análise introspetiva permanente – uma mudança gradual da visão antropológica de ser humano. Pretender que a dignidade humana, e os direitos humanos a ela associados, sejam considerados irrevogáveis, é não apenas um erro concetual, como também uma tarefa difícil de alcançar. *A fortiori* toda a visão da dignidade humana deve ser periodicamente revista, não no sentido de uma total substituição, mas no sentido de uma reavaliação concetual. Esta caducidade dos critérios operativos associa-se, também, à caraterística intercultural da humanidade. Quando se interpõem diversas contribuições culturais, a noção de ser humano e de direitos humanos fundamentais pode variar substancialmente. Logo, torna-se decisivo usar uma considerável capacidade de adaptação de modo a que a dignidade humana se possa difundir plenamente a todos os membros da humanidade. A dignidade humana, mesmo nos seus princípios básicos, aufere de uma grande maleabilidade, dado que aquilo que define a bondade de determinado ato é frequentemente descoberto através da experiência e da razão. À luz desta posição doutrinária deve reafirmar-se a convicção de que a dignidade humana se impõe ao próprio indivíduo, nomeadamente através da indisponibilidade de alguns bens essenciais, tal como o corpo humano e partes dele.

Não se pretende com isto afirmar que todos os seres humanos são iguais na rigorosa aceção do termo. De facto, somos todos diferentes a nível biológico e intelectual. Mais ainda, uma verdadeira igualdade social será porventura inalcançável. O conceito de igualdade refere-se à inserção num grupo que confere direitos iguais a todos os seus membros. Pelo menos no que diz respeito a determinados direitos fundamentais. Esta conceção não implica uma lógica de estandardização comportamental. A uniformidade contrapõe-se à própria essência da natureza humana, dado que a criatividade intelectual é um fator que milita a favor da existência da própria comunidade moral. Deste facto decorre que sempre existirão diferenças entre as pessoas, independentemente da semelhança do seu estatuto moral. Os direitos à vida, à alimentação, à família, aos cuidados básicos de saúde, não implicam que as pessoas sejam todas iguais, nem que ambicionem realizar os mesmos projetos de vida. Implica, sim, que qualquer que seja a aptidão intelectual de uma pessoa (e daí a sua capacidade de florescer no seio da sociedade) lhe seja garantido um nível mínimo de condições sociais conforme à dignidade humana. Este princípio de igual dignidade dos seres humanos é, também, a base de uma verdadeira justiça social na redistribuição coletiva dos recursos materiais.

Rejeitamos, desta forma, a tese segundo a qual a igualdade implica necessariamente uma valorização dos interesses pessoais segundo as circunstâncias. Isto é, a igual consideração dos interesses das várias pessoas. Esta perspetiva encontra-se desenquadrada da realidade humana, visto não prever a falibilidade do cimento moral entre os seus membros. A maioria destes, de facto, não desenvolve nenhum sistema aprofundado de valores que lhes permita pensar e decidir segundo elevadas normas morais. Alguma desigualdade entre os seres humanos irá sempre prevalecer, pelo que é irrealista, mesmo impossível, pretender uniformizar o espírito humano global. Contentamo-nos em atribuir um estatuto de relevância superior aos membros da espécie humana pelo simples facto de a ela pertencerem.

A dignidade humana tem, neste contexto, duas vertentes fundamentais que importa considerar: a) a génese dos direitos; e b) a sede da responsabilidade. Isto é, se, *a priori*, todos os seres humanos, pelo simples facto de pertencerem à comunidade moral humana, são detentores de direitos, *a fortiori* o reconhecimento da dignidade humana implica a assunção da responsabilidade como dever geral da própria condição humana. A dignidade humana reflete a sua legitimidade formal no vasto elenco de direitos humanos fundamentais. Assim, pode considerar-se que, a nível operacional, a dignidade humana se consubstancia por um conjunto de princípios subjacentes aos documentos de validade internacional no âmbito dos direitos fundamentais, como seja a Declaração Universal dos Direitos Humanos. Trata-se, no essencial, de dignidade da pessoa inserida na comunidade moral humana. Porém, numa visão mais abrangente, pode estar em causa uma tripla dimensão deste conceito:

1. A dignidade da pessoa enquanto agente individual;

1. ÉTICA E NOVA GENÉTICA

2. A dignidade da comunidade humana na sua globalidade e intemporalidade (o que pode implicar uma especial atenção aos direitos das gerações futuras protagonizados, por exemplo, pela proclamação do Genoma Humano enquanto Património Comum da Humanidade); e
3. A dignidade das minorias enquanto realidades culturais autónomas (subculturas na perspetiva da antropologia), mas cujos direitos devem também ser salvaguardados face à maioria da sociedade (sobretudo à escala global).

Direitos, tal como o direito à vida, à autodeterminação, à integridade física e moral, ou ao reconhecimento da personalidade são inerentes a todos os membros da família humana. Ou, por outro lado, aqueles direitos que permitem o cabal desenvolvimento da personalidade, como a liberdade de pensamento, de expressão ou de associação e que afirmam a natureza singular da espécie humana nos planos cognitivo, emocional, e da decisão moral. Esta tripla dimensão – a razão, a emoção e a moralidade – como a seguir defenderei, é tanto a caraterística distintiva da pessoa, como a expressão da sua natureza. E, o livre desenvolvimento e expressão da personalidade humana encontra na diversidade da autodeterminação a sua riqueza fundamental.

Esta perspetiva parte do pressuposto, questionável por autores como Peter Singer[8] ou Gary Varner[9], de que a dignidade é um atributo específico dos seres humanos. A dignidade humana, ao decorrer da natureza ontológica dos seres humanos, mergulha as suas raízes nas capacidades distintivas da nossa espécie tal como a consciência reflexiva, o pensamento abstrato, a linguagem simbólica, ou mesmo o comportamento moral. Outras espécies dispõem de forma rudimentar destes atributos, mas nenhum outro animal, ainda que detentor de "sentiência", manifesta na plenitude estas capacidades. O erro de Peter Singer, ao considerar como princípio ético fundamental a igual consideração dos interesses de todos os seres vivos – rejeitando, assim, toda e qualquer prática "especista" – é o de não sugerir fundamentos sólidos, no plano racional e intuitivo, para equiparar os seres não humanos aos humanos. Como veremos no próximo capítulo, a não atribuição de dignidade aos animais (e, portanto de verdadeiros direitos), não implica a aceitação de práticas claramente condenáveis e degradantes, desde logo quando esteja em causa infligir sofrimento desnecessário e brutal (por exemplo no âmbito da experimentação animal).

Em todo o caso, alguma desigualdade entre os seres humanos irá sempre prevalecer, pelo que é irrealista pretender uniformizar o espírito humano global. Contentamo-nos em atribuir um estatuto de relevância superior aos membros da espécie humana pelo facto de a ela pertencerem. Ao excluir alguns elementos pela ausência

---

[8] Singer P: Libertação Animal. ViaOptima, Oficina Editorial Lda., Porto, 2000.
[9] Varner G: Animals. *In* Life Science Ethics, (Edited by Gary L. Comstock), Iowa State Press, Ames, 2002.

GENEÉTICA

de capacidades cognitivas que os definem como pessoas, está a cair-se num erro grave e num precedente insustentável. O raciocínio, permitindo a manifestação de caraterísticas especificamente humanas, é condição suficiente, embora não absolutamente necessária, para a inserção na comunidade moral. Na verdade, o raciocínio é suficiente para identificar uma personalidade humana; mas um ser humano pode existir mesmo sem dispor de raciocínio. O ser humano é o suporte material da pessoa. Na sua evolução está permanentemente a enriquecer a sua capacidade de autorreconhecimento até ao momento em que dispõe de autoconsciência deste autorreconhecimento. Aqui, começa a estruturar-se a pessoa humana, por um processo de memorização da cultura exterior simbólica e de invenção que só termina com a demência ou com a morte.

Dignidade que, na ótica de James Rachels[10], se apoia no facto de que os seres humanos têm desejos e objetivos, moldados pelas caraterísticas da sua consciência reflexiva, pelo que têm um valor intrínseco, não instrumental, nem instrumentalizável. De facto, na visão kantiana "Seres racionais estão pois todos submetidos a esta lei que manda que cada um deles jamais se trate a si mesmo ou aos outros simplesmente como meios, mas sempre simultaneamente como fins em si ... Mas um ser racional pertence ao reino dos fins como seu membro quando é nele em verdade legislador universal, estando porém também submetido a estas leis". Mais ainda, refere Immanuel Kant (1995), "No reino dos fins tudo tem ou um preço ou uma dignidade. Quando uma coisa tem um preço, pode-se pôr em vez dela qualquer outra como equivalente; mas quando uma coisa está acima de todo o preço, e portanto não permite equivalente, então ela tem dignidade"[11].

Assim, o agir especificamente humano é consciente, derivando de uma extensa rede de motivações. Naturalmente que está em causa a satisfação de necessidades e desejos, bem como o cumprimento de objetivos. Qualquer ser humano reconhece e atribui valor a determinados "objetos" ou "coisas" porque visam a satisfação dessas necessidades e incorporam-se na realidade complexa que é a motivação humana. Nesta ótica, as "coisas" servem fins humanos e o seu valor é de facto instrumentalizável.

Porque o ser humano é um ser racional, capaz de tomar decisões livres e refletidas, tem um valor inquestionável e sobretudo inalienável. Na dimensão kantiana, se não existissem seres racionais, o plano da decisão moral também não existiria. Porém, se é certo que o universo da racionalidade atravessa as emoções e sentimentos, que são decisivos na motivação humana[12], o agir especificamente humano compreende uma terceira dimensão categorial que é a ética, enquanto realidade autónoma das duas anteriores. Isto é, se analisarmos a dimensão ética e moral do comportamento humano numa base categorial, com uma profunda base genético-biológica, e mol-

---

[10] Rachels J: The Elements of Moral Philosophy. McGraw-Hill College, Boston, 1999, Third Edition.
[11] Kant I: Fundamentação da Metafísica dos Costumes, Textos Filosóficos, Edições 70, Lisboa, 1995.
[12] Damásio A: O Sentimento de Si. Publicações Europa-América, Mem Martins, 2000.

dada pelo ambiente sociofamiliar em que se desenrola a aculturação humana, pode encontrar-se então uma distinção entre ética, razão, e emoção.

De acordo com o esquema de representação a seguir apresentado (FIGURA I), a base concetual da estrutura motivacional do agir humano é um reflexo da ponderação cognitiva de três vetores interrelacionados mas, analiticamente, passíveis de distinção. Ao tratar-se de uma caraterística especificamente humana, a ética articula os valores definidos *a priori* pela sociedade com o substrato intelectual que permite, nas situações concretas, decidir não apenas o que está certo mas o que é bom. Ainda que alguns animais apresentem vestígios daquilo que se entende por comportamento ético nunca se comprovou, de acordo com as regras da metodologia científica neste domínio, que algum animal, mesmo os primatas superiores, tivessem a perceção clara do que está certo e errado e, portanto, do universo da moralidade[13].

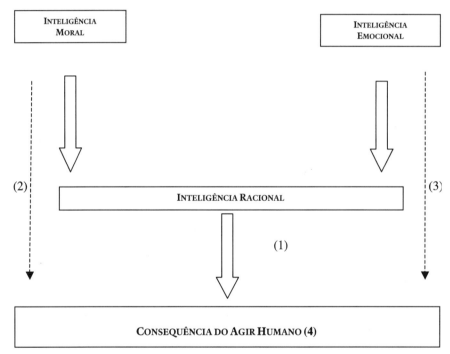

FIGURA I: **Base concetual da estrutura motivacional da ação humana**
(1) O agir especificamente humano tem por base uma complexa estrutura motivacional na qual a razão se encontra num delicado equilíbrio com as emoções e com a dimensão ética do comportamento humano. Estes três níveis da vida cognitiva, e portanto do processo de decisão, têm

---

[13] De Waal F: Good Natured. The Origins of Right and Wrong in Humans and Other Animals, Harvard University Press, Cambridge, 1996.

pesos distintos de pessoa para pessoa e, na mesma pessoa, de circunstância para circunstância. Por vezes, contudo, a decisão estritamente racional emancipa-se dos outros dois vetores (ética e emoção) ou apenas de um deles.

(2) Curto-circuito à complexa estrutura motivacional da ação humana no qual a pessoa age por motivos altruístas de acordo com referenciais éticos socialmente reconhecidos. Por exemplo, alguns comportamentos heroicos enquadram-se nesta circunstância. Pode mesmo existir uma predisposição genética/biológica para este tipo de comportamento que a sociobiologia tem classificado como *"inclusive fitness"*.

(3) Curto-circuito no qual as emoções controlam totalmente o agir humano. Ou seja, a intenção e a motivação subjacente reduzem o comportamento a uma resposta desprovida de qualquer conteúdo racional e muitas vezes do juízo ético das circunstâncias envolventes. Alguns casos de homicídio passional enquadram-se nesta perspetiva.

(4) A estrutura motivacional que determina o agir especificamente humano deve ser interpretada tendo por base a hierarquia de necessidades humanas proposta por Maslow: necessidades fisiológicas, segurança, sociais, estima e autorrealização. Ou seja, quer o curto-circuito (2) quer o (3) podem corresponder à satisfação de determinadas necessidades ou grupos de necessidades.

Daí que o método dedutivo na ponderação ética seja frequentemente insuficiente, porque a transição racional de um patamar de decisão para o imediatamente inferior (dedução) não tem em linha de conta a profunda influência das emoções e da ética no comportamento humano. A existência de comportamentos antissociais não entra em conflito com esta visão da natureza humana enquanto sede da responsabilidade. De facto, a personalidade antissocial, previamente designada por psicopatia (quando se considerava como uma doença mental) e, mais tarde, sociopatia (quando se atribuiu ao ambiente social e familiar a génese deste tipo de comportamento), apenas comprova a realidade de que o ser humano é fruto de um equilíbrio permanente entre o património genético e o ambiente (*nature versus nurture*). E, nalguns casos, a componente ética do processo de decisão humana é ultrapassada por objetivos individuais e desprovidos de qualquer sentido ético da responsabilidade.

Noutra perspetiva, a dignidade humana é tanto o fundamento da sociedade plural e secular, como a sede dos valores sociais que todos partilhamos. A principal emanação do conceito de dignidade humana é o princípio lapidar do respeito pelo outro, designadamente na sua autonomia individual. Portanto, e mais uma vez, configura-se um princípio no plano ético, e com um rosto jurídico, que é o direito à liberdade ética de autodeterminação de todos os seres humanos. Emerge, assim, na sociedade plural e secular, o conceito de que cada pessoa tem o direito e o dever de se autorrealizar – não obstante a existência de situações de especial fragilidade física e psicológica. De acordo com a teoria da motivação humana proposta por Abraham Maslow[14], o ser humano tem necessidades dife-

---

[14] Maslow A: Toward a Psychology of Being. John Wiley & Sons, New York, 1999, Third Edition.

1. ÉTICA E NOVA GENÉTICA

rentes que podem ser estratificadas e ordenadas em necessidades fisiológicas, segurança, sociais, estima e autorrealização. As motivações que visam a satisfação de desejos individuais são, de um modo geral, meios e não fins em si mesmo. Assim, as necessidades de ordem superior só emergem após a satisfação das necessidades de ordem inferior, mas a partir deste momento controlam totalmente a atividade global do indivíduo. Trata-se do postulado de que as necessidades humanas básicas estão organizadas numa hierarquia funcional de prepotência relativa. A gratificação e a privação são então instrumentais, mesmo nucleares, nesta análise do comportamento humano.

Porém, ainda que, à luz dos valores éticos emanados das correntes mais representativas do pensamento, um cidadão seja portador de direitos, não pode esquecer-se que a vida de cada pessoa sempre se desenrola em relação com outros membros da comunidade. Pelo que, valores de natureza social, fundados no princípio da solidariedade, devem ser cuidadosamente ponderados e articulados com o direito ao livre arbítrio de cada um de nós. Por "solidariedade" deve entender-se a perceção de unidade no interior de um grupo populacional e a vontade de sofrer as consequências daí resultantes. A solidariedade pode ser voluntária – como quando, a título de exemplo, uma pessoa age por motivos humanitários – ou compulsiva – quando o governo tributa a população através dos impostos de forma a providenciar serviços universais. Quando o ser humano atinge um determinado patamar civilizacional, e se liberta da miséria, da ignorância, e do medo, evolui num sentido mais gregário, e menos individualista, valorizando a liberdade individual, a participação social, e sentimentos de solidariedade para com os mais desfavorecidos.

Neste quadro axiológico deve perguntar-se se existe espaço para uma visão igualitária entre os seres humanos, não apenas a nível de uma sociedade em particular, mas também à escala global. Não parece ser mais defensável uma visão radical da igualdade, mas sim e tão só o princípio matricial de que todas as pessoas – independentemente da sua convicção religiosa, política ou ideológica – são iguais no atinente à sua dignidade e aos seus direitos fundamentais. Está em causa a criação de condições para uma igualdade de oportunidades no acesso aos bens sociais que promovam a autorrealização pessoal: designadamente, e sobretudo, o acesso à educação, à saúde, e ao trabalho e formação profissional. Decorre deste pressuposto, que a sociedade deve organizar-se de modo a que todos os cidadãos estejam em efetiva igualdade de oportunidades. Esta visão das relações sociais implica, nalguns casos, políticas de discriminação positiva como é o caso da estratégia designada por *affirmative action*, e implementada nos Estados Unidos da América, e noutros países, por exemplo no âmbito do acesso ao ensino superior, público e privado. Assim, algumas políticas sociais podem implicar a discriminação positiva de pessoas pertencentes a grupos minoritários que foram discriminados ao longo da nossa história coletiva.

GENEÉTICA

Em síntese, a dignidade humana – de todas as pessoas humanas – deve ser considerado como o fundamento da ética numa sociedade plural e secular, conceito do qual decorrem os valores estruturantes da nossa sociedade designadamente a liberdade ética da pessoa, a solidariedade interpessoal, e a igualdade de oportunidades no acesso aos bens sociais.

III. Princípios para uma Nova Genética

Ao introduzir o termo bioética na literatura científica internacional, Van Potter pretendeu, com toda a certeza, despertar a consciência coletiva para uma realidade que vinha sendo serenamente afastada do debate público e da arena científico-tecnológica desde há largos anos[15]. Após o julgamento de Nuremberga, a comunidade humana, através dos seus legítimos representantes, já se vira obrigada a regulamentar a prática da experimentação em seres humanos, nomeadamente no que respeita à obtenção de consentimento informado. Em causa estava a profunda violação de alguns direitos fundamentais colocando a dúvida, assaz pertinente, da própria essência da dignidade humana[16].

Assim, no final do século XX desenvolveu-se a noção de que, num espírito transdisciplinar, era importante a formulação de um conjunto de determinados princípios de ética biomédica, nomeadamente aqueles difundidos por Beauchamp e Childress. Como já se referiu esta abordagem pretende, essencialmente, que o agente saiba como deve agir numa determinada circunstância através do recurso a princípios e regras de cariz normativo. Frequentemente, a urgência de uma decisão obriga a que as normas estejam de tal forma interiorizadas, que uma resposta seja obtida de forma instantânea. Eventualmente, não se trata de um raciocínio dedutivo puro mas de um delicado equilíbrio entre dedução e indução, tendo como objetivo final uma coerência de raciocínio aceitável pelas várias correntes do pensamento humano.

Embora não se restringindo à interface ciência-humanidade, a ética e a bioética deram corpo à ideia de que a ciência, em particular a genética, deve ter um limite que a coloque dentro de princípios socialmente aceites. A bioética refere-se a isso mesmo, a todas as questões éticas que confrontam o mundo biológico com o ambiente que o rodeia. Levado ao extremo, pode afirmar-se que este termo diz respeito a tudo o que existe com capacidade de influenciar a evolução da vida biológica. Noutra perspetiva, a bioética refere-se ao estudo interdisciplinar dos pro-

---

[15] Potter V: Bioethics, the Science of Survival. Perspectives in Biology and Medicine, Autumn: 127--153, 1970.

[16] World Medical Association Declaration of Helsinki. Ethical Principles for Medical Research Involving Human Subjects. Adopted by the 18th WMA General Assembly, Helsinki, Finland, June 1964, and amended by the 59th WMA General Assembly, Seoul, October 2008.

1. ÉTICA E NOVA GENÉTICA

blemas criados pelo progresso médico e biológico, tanto a nível micro como macrossocial, bem como às repercussões sociais no seu sistema próprio de valores no presente e no futuro. O cerne da questão reside, contudo, no facto deste novo domínio científico ser, mais do que uma disciplina médica, uma área interdisciplinar que acolhe de bom grado o contributo de várias influências e sensibilidades das ciências humanas e sociais.

A partir deste imperativo concetual seria desejável a tentativa de determinar o que se considera ser um indivíduo humano e, consequentemente, qual o seu estatuto moral, em todas as culturas da humanidade. A partir desse consenso, todo o raciocínio ético adicional sobre novas tecnologias genéticas ficaria facilitado. A dificuldade de estabelecer um consenso sobre esta matéria está bem patente na ausência de formulação filosófica, sobre o que se entende ser uma nova pessoa humana, na Convenção sobre Direitos Humanos e Biomedicina do Conselho da Europa. De facto, esta convenção, no seu artigo 1º, devido às diferentes contribuições culturais em causa, não define "ser humano" nem "pessoa humana" pressupondo-se, porém, que são entidades distintas. Esta convenção pretende garantir "os direitos e liberdades fundamentais de cada pessoa" e, por outro lado, "a identidade e a dignidade de cada ser humano". A este propósito o memorando explicativo da referida convenção reconhece ainda que "a dignidade humana deve ser respeitada desde o início da vida"[17].

Previamente deve perguntar-se se a genética coloca problemas éticos novos. Ora, uma questão ética pode ser considerada nova pelo menos por três motivos diferentes:

1. Ou porque nunca foi anteriormente colocada;
2. Ou porque já foi colocada mas, até este momento, não tinha aplicação prática;
3. Ou, finalmente, porque surgiram novas aplicações desta mesma questão moral.

Não existem, quiçá, questões éticas verdadeiramente originais, ou inovadoras, despertadas pela evolução da tecnologia genética. Existem, sim, novas vertentes

---

[17] Convenção para a Proteção dos Direitos do Homem e da Dignidade do Ser Humano face às Aplicações da Biologia e da Medicina: Convenção sobre os Direitos do Homem e a Biomedicina, aberta à assinatura dos Estados Membros do Conselho da Europa em Oviedo, em 4 de Abril de 1997 e o Protocolo Adicional que Proíbe a Clonagem de Seres Humanos, aberto à assinatura dos Estados Membros, em 12 de Janeiro de 1998 (Resolução da Assembleia da República nº 1/2001, Diário da República Número 2, I-Série, 3 de Janeiro de 2001). A Convenção é um tratado internacional ratificado por Portugal, sem que tivesse sido apresentada qualquer reserva, por parte do nosso país, o que naturalmente significa que a Convenção se encontra em vigor na nossa ordem jurídica interna, consoante preceitua o Artigo 8º, nº 2 da Constituição da República Portuguesa.

GENEÉTICA

da questão ética nuclear. Porventura uma ética aplicada à genética e à biologia não passa de uma ilusão concetual, uma vez que este domínio do conhecimento poderá não ser suficientemente consistente para poder originar uma aplicação imediata a áreas objetivas, dominadas pelo espírito científico. Frequentemente, a reflexão abstrata sobre um dilema ético sugere um determinado curso de ação mas, na prática, o agente toma uma decisão irracional baseada na sua intuição moral. Apesar disso, é possível que tanto a reflexão teórica como a aplicação prática se possam complementar, desenrolando-se em harmonia, moldando lentamente o comportamento humano global.

Neste enquadramento axiológico podem enunciar-se alguns dos princípios fundamentais[18] que devem regular a ética em genética – incluindo a repro-genética – e que podem ser assim sintetizados:

1. RESPEITO PELA AUTONOMIA: O conceito de que cada ser humano deve ser verdadeiramente livre, dispondo das condições mínimas para se autorrealizar. Em genética, esta autonomia pode não se limitar ao caso *index* mas estender-se a outros elementos da família – autonomia familiar.
2. CONSENTIMENTO INFORMADO, LIVRE E ESCLARECIDO: Decorre do exercício da autonomia e pressupõe o ACONSELHAMENTO GENÉTICO como um imperativo profissional. Pode, igualmente, configurar-se neste contexto um DIREITO A NÃO SER INFORMADO sobre a sua constituição genética individual;
3. DIREITO A UM FUTURO ABERTO: Direito ao exercício futuro da autonomia, que se inscreve numa categoria geral de direitos da criança (ou de outra pessoa com competência diminuída) que devem ser protegidos no presente para serem exercidos mais tarde na sua vida;
4. NÃO-DISCRIMINAÇÃO E NÃO-ESTIGMATIZAÇÃO EM RAZÃO DA CONSTITUIÇÃO GENÉTICA: Toda a forma de discriminação negativa ou de estigmatização em virtude do património genético é eticamente condenável. Mais ainda, na esteira do conceito de Genoma Humano enquanto Património Comum da Humanidade, a responsabilidade social para com as gerações futuras impede qualquer tipo de determinismo genético ou biológico;
5. PRIVACIDADE E CONFIDENCIALIDADE: No âmbito do exercício da liberdade individual, o direito à privacidade delimita uma zona da vida pessoal virtualmente inacessível a qualquer intromissão externa. No âmbito da genética e da constituição de bases de dados ou de um banco de produtos biológicos (por exemplo de células estaminais) está em causa a imposição de

---

[18] Wertz D, Fletcher J: Ethics and Medical Genetics in the United States: A National Survey, American Journal of Medical Genetics 29; 1988: 15-27.

limites ao acesso não autorizado a informação de natureza individual. O termo "privacidade" pode englobar quatro dimensões diferentes:

a) PRIVACIDADE FÍSICA: Acessibilidade física limitada, de qualquer tipo, sem consentimento do próprio;

b) PRIVACIDADE MENTAL: Restrição de qualquer interferência ilegítima na mente ou na vontade da pessoa;

c) PRIVACIDADE DECISIONAL: Refere-se à liberdade no campo da escolha individual;

d) PRIVACIDADE INFORMACIONAL: Alcançada através da imposição de limites ao acesso não autorizado a informação de natureza individual;

6. PREVALÊNCIA DOS INTERESSES DA PESSOA SOBRE OS INTERESSES DA CIÊNCIA: O primado do ser humano, e da sua dignidade, como fundamento da sociedade plural e do Estado de Direito. Materializa o valor intrínseco não-instrumental da pessoa humana;

7. BENEFICÊNCIA PÚBLICA: O referencial normativo é o de agir para maximizar o benefício coletivo e minimizar o dano para a sociedade. Assim, no âmbito da genética, devem ser implementadas medidas que promovam o bem-estar coletivo. Nomeadamente, providenciando o acesso de todos os cidadãos a melhores cuidados de saúde, melhor educação, melhor ambiente, e melhor alimentação entre outros benefícios sociais;

8. RESPONSABILIDADE SUBSTANTIVA: O ser humano está numa posição única de proteger outros seres humanos, outros animais e outras manifestações de vida, nomeadamente o ambiente e a biodiversidade. Assim, tem uma responsabilidade substantiva (*responsible stewardship*) de controlar as suas ações, individuais e coletivas, no sentido de proteger a pirâmide da vida (*commonwealth of life*).

9. DELIBERAÇÃO DEMOCRÁTICA: Reflete a necessidade de um processo de decisão colaborativo que promova o respeito e a tolerância por opiniões diferentes, mesmo divergentes, bem como a participação ativa de todos os cidadãos na deliberação coletiva. Ou seja, trata-se da tentativa de chegar a um acordo ou pelo menos ao consenso possível. Implica, também, a procura incessante da fundamentação e da justificação de determinadas opções assim como a constante avaliação das decisões finais;

10. JUSTIÇA E EQUIDADE: Todos os cidadãos têm o direito à proteção da saúde e o dever de a defender e promover. Porém, dado o custo dos testes genéticos, importa estabelecer critérios claros, transparentes e democráticos de priorização na saúde, na esteira do PRINCÍPIO DA *PUBLIC ACCOUNTABILITY*. Este princípio ético fundamenta o PRINCÍPIO DA EQUIDADE no plano económico. Implica também o acesso equitativo aos benefícios da genética;

GENEÉTICA

11. Genoma Humano enquanto Património Comum da Humanidade: O património genético humano individual, que se vai progressivamente alterando ao longo das gerações através do emparelhamento sexual, deve merecer o mais profundo respeito por parte da comunidade humana[19]. Não é possível uma separação completa e integral entre uma geração e as seguintes. Assim, a nossa responsabilidade social não é apenas para com a atual geração, mas, também, para com as futuras;

12. Liberdade Intelectual e de Investigação: A democracia e a sociedade plural dependem da liberdade intelectual em articulação com o comportamento responsável de pessoas e instituições. Desde que respeite os direitos humanos e a proteção do ambiente, a investigação deve ser considerada não apenas como uma prerrogativa individual, mas, também, como uma mais-valia no plano social e as políticas públicas devem promover o espírito criativo dos cientistas e investigadores[20];

13. Qualidade em Saúde: Porque se trata frequentemente da execução de testes (rastreio, diagnóstico, etc.), da colheita e conservação de células, entre outros procedimentos, a garantia de qualidade deve ser um pré-requisito ético. Ou seja, estas tecnologias devem apenas ter lugar em laboratórios que pautem a sua atividade por princípios técnicos e éticos bem estabelecidos. Espera-se que as entidades que venham a contribuir para a criação de um banco de produtos biológicos (bio-banco) tomem a iniciativa de solicitar a certificação ou a acreditação pelas autoridades competentes nesta matéria.

Mas, em todo o caso, a aplicação destes princípios deve ter um referencial ético em mente, não apenas enquadrado nos valores mais representativos da nossa sociedade mas, também, numa perspetiva mais consensual de vida e de vida humana[21]. É precisamente sobre esta temática que se debruça o próximo capítulo onde os conceitos, de vida, vida humana, ser humano e pessoa são abordados na interface entre a dimensão biológica do fenómeno vital e a visão filosófica do que se entende por vida pessoal.

---

[19] Regateiro F: Manual de Genética Médica, Imprensa da Universidade de Coimbra, Coimbra, 2003.
[20] Pode estar em causa o princípio da "Regulação Parcimoniosa", ou seja a necessidade de controlo adequado para que, por um lado, não existam constrangimentos desnecessários à investigação científica e, por outro, sejam prevenidos abusos e desvios com a aplicação da tecnologia genética.
[21] Reich WT (editor): Encyclopedia of Bioethics, Simon & Schuster and Prentice Hall International, London, 1999.

2. Vida e Vida Humana

Ao refletir sobre o fenómeno vital subsiste a dúvida de se saber o que é a vida, em especial a vida humana. A partir daí será exequível uma definição de ser humano e de pessoa, não apenas como organismo biológico, mas como um ser envolvido numa cultura que lhe é peculiar fruto de processo de hominização que o antecedeu. Dividirei esta reflexão em três partes. Na primeira tentarei alcançar uma definição de vida, em especial de vida humana. Na segunda tentarei argumentar que a vida humana faz parte da vida como um todo pelo que se deve respeitar a biodiversidade enquanto garante de sobrevivência da espécie humana. Finalmente irei debruçar-me sobre a possibilidade de a ciência recriar a vida através da biologia sintética.

I. Vida, Ser e Pessoa

Vida e vida humana são expressões linguísticas criadas pela inteligência do homem, para caraterizar categorias ou qualidades extraídas dos objetos que as exprimem ou as manifestam à nossa observação. Para saber se determinado objeto tem vida ou tem vida humana é necessário verificar se ele exprime ou manifesta as qualidades ou categorias que, *a priori,* a nossa inteligência estabeleceu como sendo próprias da vida ou da vida humana.

Sobre o que é a vida, várias construções mentais são possíveis, parecendo ser atualmente aceite aquela proposta por Reisse. Defende este autor que "a vida é a propriedade da matéria que resulta de reações cíclicas dos bioelementos. Estas reações cíclicas estão relacionadas entre si e conduzem a uma complexificação crescente dos seres vivos e dos sistemas que estes constituem. Essa complexificação torna-se possível por uma entrada constante de energia, sob forma radiante"[1]. Esta definição parece ser excessivamente termodinâmica, visto que, para a perceção do fenómeno vital, é essencial considerar-se que os sistemas dos seres vivos se estabelecem frequentemente por meio de processos genéticos, o que não está explícito na mesma.

Numa aceção mais corrente, vida diz respeito a um estado de atividade de um organismo ou microrganismo biológico animal ou vegetal. Este estado de atividade pode referir-se a um sistema aberto, isotérmico, que contribui para o aumento da entropia do meio, apesar de a negar para si mesmo. Assim, apenas quando um ser vivo morre é que existe um paralelismo entre a sua organização estrutural e a do restante universo. Adotando esta definição de vida toma-se irrelevante demonstrar o modo como ela surgiu. O que é um facto é que a vida biológica existe com uma vastíssima diversidade nas suas múltiplas componentes. Uma delas é, precisamente, a vida humana.

Este termo – vida humana – tem sido correntemente utilizado com vários significados e interpretações diversas. No entanto, parece fundamental a tentativa de encontrar a interseção entre dois círculos: o da vida e o do humano. "Humano" respeita à entidade biológica do género *Homo* e espécie *sapiens* (que inclui, também, a subespécie *sapiens sapiens).*

Se encontrar esta interseção já não é tarefa fácil, mais se complica pelo imperativo social de ser encontrada uma definição legal de vida humana. Na verdade, o estatuto legal de uma pessoa não admite graus. Isto é, nunca ninguém ousou atribuir um estatuto apenas parcial a qualquer entidade humana adotando-se uma lógica de "tudo ou nada". Levando este raciocínio ao limite do imaginável facilmente nos apercebemos que outros fatores concorrem para o perturbar. Como definir com clareza o seu início, o seu *terminus*, bem como várias ramificações possíveis – dádiva de células, tecidos ou órgãos, manipulação de gâmetas ou transferência de genes de origem humana?

Será uma célula humana isolada – sanguínea por exemplo – vida humana? Em caso afirmativo, qual o seu estatuto moral? O mesmo de um ser humano? Caso contrário, como a separar de um conjunto de células de tal forma organizadas que constituem o universo de cada ser humano individual? Teríamos, então, que estabelecer um limite a partir do qual um conjunto de células, de alguma forma estruturado, constituísse um indivíduo humano por sua natureza único e irrepetível.

Vida humana, *lato sensu,* refere-se sem exceção, a qualquer célula ou conjunto de células cujo património genético seja, na sua quase totalidade, de origem humana. A eventualidade da transferência de um ou mais genes não humanos

---

[1] Reisse J: As Origens. Editorial Presença, Lisboa, 1991.

2. VIDA E VIDA HUMANA

para células humanas não retira a origem fundamentalmente humana a estas células. É opinião científica generalizada, que só após uma enorme transferência de material genético de uma espécie para outra, é que a integridade e a completa separação da espécie recetora se tornam ameaçadas. No entanto, reconhece-se intuitivamente que, caso seja necessária a terapia génica humana, se deve dar preferência à transferência de um gene de origem humana, pelo receio mal fundamentado de se estar ilegitimamente a violar a barreira entre as espécies. Sendo assim tanto se trataria de vida humana a referência a uma célula humana isolada, um órgão para transplante, um espermatozoide a ser transferido *in vitro*, um embrião ou um homem adulto no pleno gozo das suas capacidades cognitivas. Mais ainda, após a morte de um ser humano, continuam vivos, embora não integrados, alguns órgãos e células isolados, como é o caso dos utilizados para transplantação.

Em consequência, a questão pertinente a colocar não deve ser "quando começa ou acaba a vida humana", mas sim, em que circunstância é que esta é relevante do ponto de vista moral.

Apenas os membros da espécie humana podem pertencer à comunidade moral, dado que a capacidade de distinguir o bem do mal, tal como de reconhecer que outros membros da mesma comunidade possuem esta mesma capacidade, é-lhes exclusiva. Só o homem tem a faculdade de admitir que outros membros da sua espécie podem pensar e agir da mesma forma que ele próprio. Argumentar, tal como Peter Singer[2], que outros animais, para além do homem, podem pertencer à comunidade moral, resulta de uma grave distorção do que se entende por humanidade. Está por comprovar que outros animais, ainda que possuidores de alguma inteligência, tenham a possibilidade de reconhecer que existe uma comunidade moral e que a ela podem pertencer. Isto é, o raciocínio moral é exclusivo da espécie humana, sendo, de facto, uma das principais distinções em relação a todos os outros membros do mundo biológico.

Assim, o facto de o ser humano possuir algo que o distingue, fundamentalmente, de um ser não humano, parece ser motivo suficiente para devermos respeitar, de forma absoluta, apenas o membro da espécie humana. Parece não ser unânime, por seu turno, a obrigação de dever respeitar todos os seres humanos de igual forma.

O singular estatuto moral que é conferido ao membro da espécie humana, e a correspondente personalidade jurídica, podem ser substanciados no argumento seguinte. Se o ser humano pertence, devido a particularidades próprias da sua constituição psicobiológica, a uma comunidade moral com determinados valores

---

[2] Singer P: Ética Prática. Barcelona, Editorial Ariel, 1979.

GENE*ÉTICA*

e princípios fundamentais, então temos o dever, em princípio, de o respeitar em todas as circunstâncias. Só desta forma está garantida a perpetuação da espécie biológica a que todos pertencemos. A esta comunidade devem afluir, necessariamente, todos os membros da espécie *Homo sapiens*. Esta argumentação é percetível, de imediato, apenas para aqueles seres humanos dotados de consciência reflexiva. Estes, possuindo a capacidade de entender o passado e de prever o futuro, bem como de pensamento abstrato e de autoconsciência, entram unanimemente na comunidade moral. Estamos, então, em presença de uma verdadeira pessoa humana, única e irrepetível.

O ponto de discórdia reside, precisamente, naqueles seres humanos que não possuem estas caraterísticas, pelo que não são consensualmente enquadrados no grupo das pessoas humanas. Por exemplo, os embriões, os dementes senis ou os doentes no estado vegetativo persistente.

Qual será, então, a justificação plausível para uma igualdade fundamental entre todos os seres humanos? Em meu entender, essa igualdade reside no facto de todos eles pertencerem à mesma espécie, devendo, uns aos outros, a obrigação de respeito e ajuda em todas as circunstâncias. Trata-se de uma ampla solidariedade entre os homens, pelo simples facto de serem homens. Esta igualdade, que a todos diz respeito, desde a conceção do novo ser humano até à sua morte, é uma plataforma de partida, não de chegada. Refere-se a uma verdadeira solidariedade ontológica[3] ao longo de toda a evolução de um novo ser humano para com os seus semelhantes. Não se pretende com isto afirmar que todos os seres humanos são iguais na verdadeira aceção do termo. De facto, somos todos diferentes a nível biológico e intelectual. Mais ainda, uma verdadeira igualdade será porventura inalcançável. O conceito de igualdade refere-se à inserção num grupo que confere direitos iguais a todos os seus membros. Pelo menos no que diz respeito a determinados direitos fundamentais.

Esta conceção não compreende uma lógica de estandardização comportamental. A uniformidade contrapõe-se à própria essência da natureza humana, dado que a criatividade intelectual é um fator que milita a favor da existência da própria comunidade social. Deste facto decorre que sempre existirão diferenças entre as pessoas, independentemente da semelhança do seu estatuto moral. Os direitos inalienáveis à vida, à alimentação, à família, aos cuidados básicos de saúde, não implicam que as pessoas sejam todas iguais, nem que ambicionem realizar os mesmos projetos de vida. Implica, sim, que quaisquer que sejam as

---

[3] Malherbe J F: The Personal Status of the Human Embryo: A Philosophical Essay on Eugenic Abortion. Human life its beginnings and development. Bioethical reflections by catholic scolars. Paris. L' Harmattan, 1988.

suas aptidões intelectuais, lhes seja garantido um nível mínimo de condições sociais conforme à dignidade da pessoa humana.

Alguma desigualdade entre os seres humanos irá sempre prevalecer, pelo que é irrealista, mesmo impossível, pretender uniformizar o espírito humano global. Contentamo-nos em atribuir um estatuto de relevância superior aos membros da espécie humana pelo facto de a ela pertencerem. Ao excluir alguns elementos pela ausência de capacidades cognitivas que os definem como pessoas, está a cair-se num erro concetual e num precedente insustentável.

O raciocínio, permitindo a manifestação de caraterísticas especificamente humanas, é condição suficiente, embora não absolutamente necessária, para a inserção na comunidade moral. Na verdade, o raciocínio é suficiente para identificar uma personalidade humana; mas um ser humano pode existir mesmo sem dispor de raciocínio. O ser humano é o suporte material da pessoa. Na sua evolução está permanentemente a enriquecer a sua capacidade de autorreconhecimento até ao momento em que dispõe de autoconsciência deste autorreconhecimento. Aqui, começa a estruturar-se a pessoa humana, por um processo de memorização da cultura exterior simbólica e de invenção que só termina com a demência ou com a morte.

Constata-se, então, que todo o ser humano pelo facto de ser parte integrante da nossa espécie biológica, possui uma dignidade própria que impede a sua utilização com outra finalidade que não seja a promoção da sua realização pessoal.

Seguindo esta linha de pensamento, a questão frequentemente colocada da responsabilidade para com as futuras gerações deve ser enquadrada de um modo diferente. Isto é, o conceito de gerações vindouras é uma verdadeira abstração, mas talvez necessária para se definirem políticas sociais a médio e longo prazo. Biologicamente, contudo, as futuras gerações não existem, ou só já existem em termos de potencial biológico. Não é possível uma separação completa e integral entre uma geração e as seguintes. Assim, a nossa responsabilidade social não é tanto para com as futuras, como, também, para com a atual geração, que se vai lentamente transformando nas vindouras pelo nascimento e morte de muitos seres humanos. O património genético humano atual que se vai progressivamente alterando através do emparelhamento sexual, este sim, deve, desde já, merecer o nosso mais profundo respeito.

No âmbito da genética, nomeadamente da genética da reprodução (reprogenética), uma questão central é precisamente quando é que a vida humana deve ser respeitada, e, ao invés, quando é que ela pode ser manipulada. Não está em causa a individualização de um ser humano em termos de evolução como pessoa dotada de um mundo espiritual próprio. Trata-se, sim, da determinação do momento a partir do qual se pode afirmar, com certeza, que existe um indivíduo – único e indivisível – da espécie humana que tem *a priori* um potencial de espiritualidade próprio. O homem é um ser real, mas é também um modelo teórico, ideal; de acordo com esse modelo, ele tem essa caraterística de espiritualidade, mas em qualquer situação concreta – à nascença, por acidente, por doença – pode perder essa capacidade, e nem por isso deixa de pertencer a espécie humana.

E daqui decorre, como veremos aliás no próximo capítulo, que é fundamental determinar qual o estatuto que deve ser reconhecido ao embrião humano. Este tema, que fratura e divide amplamente as sociedades ocidentais, independentemente das convicções políticas, ideológicas, religiosas ou culturais dos diferentes protagonistas, tem sido amplamente debatido ao longo dos últimos anos. De facto, está por determinar o estatuto do embrião humano. Pode-se argumentar que apesar do embrião humano não ser portador das caraterísticas mentais que definem filosófica e ontologicamente uma pessoa, possui um dinamismo interno e um potencial para se tornar numa pessoa pelo que, como tal deve ser respeitado. Isto é que, desde o início, encontra-se inserido na comunidade moral devido a uma ampla solidariedade ontológica. Seguindo esta linha de pensamento, a legislação deve pugnar para que o embrião humano seja não apenas objeto de proteção jurídica, mas, também, um sujeito efetivo de direito.

Mas, por outro lado, pode igualmente considerar-se que nas primeiras fases de divisão do ovo, o embrião pré-implantatório (pré-embrião) é um mero aglomerado celular, ainda que de origem humana, pelo que é legítima a sua manipulação. Note-se que esta questão não é despiciente. A aplicação clínica de um grande número de técnicas de Procriação Medicamente Assistida está na estrita dependência da proteção concedida ao embrião humano. A título exemplificativo, a fertilização *in vitro* e transferência de embriões, a criação de embriões excedentários, a injeção intracitoplasmática de espermatozoides (ICSI), a experimentação destrutiva em embriões ou a colheita de células estaminais, são bons exemplos de técnicas altamente promissoras do ponto de vista científico, mas que aguardam por uma reflexão ética mais aprofundada e por normas jurídicas elaboradas em consonância com os valores mais representativos da nossa sociedade.

II. Biodiversidade e *Commonwealth of Life*

Questiona-se cada vez mais uma visão estritamente antropocêntrica da ética na medicina, na genética e na biologia. Ou seja, reformulando a questão, existirá uma responsabilidade natural para com o mundo biológico, como sugere Hans Jonas[4]? Este autor tem uma expressão caraterística a este propósito: "a natureza

---

[4] Jonas H: The Phenomenon of Life: Toward a Philosophical Biology, The University of Chicago Press, Chicago, 1982.

prefere-se a nada". Jonas defende mesmo que todos os seres vivos, enquanto realidades físico-químicas, têm uma finalidade intrínseca. O arquétipo desta responsabilidade natural seria a relação parental, uma relação intrinsecamente desigual mas necessária à sobrevivência da espécie. Trata-se de uma responsabilidade substantiva a diferentes níveis da hierarquia biológica, pressupondo, *a priori*, o valor intrínseco, não- instrumental da pessoa humana. Só o homem tem a possibilidade de assumir a responsabilidade para com o futuro. Tem por isso a obrigação de pugnar pela existência de outros seres vivos que possam assumir essa mesma responsabilidade, isto é, seres humanos.

Esta visão da responsabilidade biológica de Hans Jonas sendo, de algum modo, antropocêntrica não é aceite por algumas correntes do pensamento humano. Nem pelas correntes antropocêntricas convencionais, nem pelas teses ecocêntricas ou de defesa intransigente dos direitos dos animais. A responsabilidade biológica, por exemplo, não se encontra inserida na principiologia de Beauchamp e Childress. Contudo, pode ser detetada, transversalmente, nos princípios da beneficência e da justiça. O princípio da responsabilidade aufere de uma dimensão moral própria, sendo essencial em inúmeras vertentes da ação humana.

De facto, o conceito de dignidade humana é compatível com uma ética animal (e mesmo ambiental) de cariz antropocêntrico, aceitando-se que simbolicamente o tratamento brutal dos animais põe em causa a nossa própria humanitude por revelar maus sentimentos, como seja a preferência por comportamentos violentos e degradantes. Para Hans Jonas está em causa uma responsabilidade material do ser humano para com a restante cadeia filogenética (em particular no que se refere aos primatas superiores) enquanto garante do equilíbrio ecológico fundamental para a sobrevivência da espécie.

A antropologia moderna, aliás, enquadra-se nesta perspetiva e suporta este ponto de vista. Merlin Donald, por exemplo, refere "se compararmos a arquitetura representacional tão complexa da mente moderna com a dos macacos, temos que concluir que o Universo Darwiniano é demasiado pequeno para conter a humanidade. Somos de uma ordem diferente ... Talvez os nossos genes sejam muito idênticos aos dos chimpanzés e dos gorilas, mas a nossa arquitetura cognitiva não o é. E tendo atingido um ponto crucial na nossa evolução cognitiva, somos criaturas que usam símbolos, ligados em rede, diferentes de qualquer outra criatura anterior a nós. As nossas mentes funcionam em vários planos representacionais, filogeneticamente novos, nenhum dos quais está disponível aos outros animais"[5].

---

[5] Donald M: Origins of the Modern Mind. Harvard University Press, Cambridge, 1993.

Também, a nível emocional, está claramente comprovado, como sugere Desmond Morris[6], que nenhum outro animal desenvolve o mesmo tipo de relação de amor, que, no caso dos seres humanos, é complexa, duradoura, e tem profundas alterações no plano da sexualidade. Comparando a biologia do amor humano com a dos outros primatas, este autor refere-se mesmo a "mudanças básicas na nossa biologia sexual, mudanças que se aplicam a todos os seres humanos, onde quer que se encontrem ao longo do tempo". Mais, a presença destes atributos na forma potencial, como nas crianças e recém-nascidos, em nada diminui a sua concretização futura pelo que o conceito de dignidade enquanto génese dos direitos mantém-se, no plano concetual, intacto e inabalável. Pode mesmo invocar-se o conceito de solidariedade ontológica entre todos os membros da espécie humana para incluir todos, sem exceção, na esfera protetora da dignidade humana.

Argumentação distinta pode encontrar as suas raízes em correntes éticas de cariz não-antropocêntrico. Ao descentrar o "sujeito" do homem para o animal (nomeadamente o animal dotado de sentiência), para o ambiente (nas suas diversas componentes), ou mesmo para a biodiversidade, tem-se atribuído interesses e mesmo alguns direitos a entidades não-humanas. Peter Singer, por exemplo, considera que "a discriminação com base na espécie assenta num preconceito imoral e indefensável". Para este autor, os animais possuidores de sentiência (*sentient beings*) têm valor intrínseco dado que são capazes de sentir prazer e de o integrar enquanto experiência vivida pelo que a discriminação com base na espécie (especismo) é profundamente errada numa sociedade moderna e verdadeiramente plural[7].

Definem-se quatro correntes éticas que, embora distintas, têm em comum a circunstância de considerar a existência de "valor intrínseco" em elementos de complexificação biológica decrescente[8]:

1. Ética antrópica;
2. Ética animal;
3. Ética biocêntrica;
4. Ética ecocêntrica

A perspetiva antrópica atribui algum valor aos animais – de acordo com a sua diferenciação filogenética – sendo o homem o topo da cadeia biológica e o extremo superior da pirâmide moral. A segunda corrente respeita o valor intrínseco do animal pelo que, de igual modo, torna ilícita, por exemplo, a morte indis-

---

[6] Morris D: The Human Animal, BBC Books, London, 1994.
[7] Singer P: Libertação do Animal, Via Óptima, Oficina Editorial, Lda., Porto, 2000.
[8] Comstock G: Life Science Ethics. Iowa State Press, Ames, 2002.

2. VIDA E VIDA HUMANA

criminada dos peixes no seu ecossistema. As perspetivas bio e ecocêntrica, observando, respetivamente, o mundo biológico e os ecossistemas como unidades integradoras, postulam o respeito pela biodiversidade e pela integridade ecológica como referenciais normativos.

Ainda que a tónica geral da bioética seja a preocupação com a sobrevivência da espécie humana, uma bioética global deve ter em linha de conta a preservação da biodiversidade e dos ecossistemas. Como refere, aliás, Daniel Serrão[9], "a lógica da biologia é archeológica; ou seja para compreender a mais simples das caraterísticas de um ser vivo, animal ou vegetal, temos de descobrir a sua história temporal e a sua relação, absolutamente radical, com as caraterísticas do ecossistema e com a estratégia geral de sobrevivência do indivíduo e da espécie". Talvez por este motivo, a evolução recente da bioética seja num sentido duplo: o da globalização e o da sua operacionalidade concreta. O recente domínio da biopolítica promove o ideal epistémico de que o "bios" – a vida – e o ambiente são os fatores decisivos para garantir não só a manutenção e a evolução do homem como a sua própria sobrevivência.

Agni Vlavianos-Arvanitis, presidente da Biopolitics International Organisation, organização com sede em Atenas que visa a promoção destes valores, descreve este fenómeno de um modo sequencial. A bioteoria daria origem à bioética, à biodiplomacia, ao biodireito, à bioeconomia e, por fim, à biopolítica. Esta múltipla intervenção, centrada em princípios éticos decorrentes do valor intrínseco do ambiente e da biodiversidade, assim como do seu valor instrumental para a sobrevivência da espécie humana seria, simultaneamente, o "mínimo" e o "máximo" do ponto de vista ético garantindo a paz mundial e o equilíbrio geopolítico. Este conceito, ao tratar-se do mais potente agente unificador das sociedades modernas promove a cooperação internacional e o entendimento intercultural[10].

Preocupações com o ambiente devem, então, ser do interesse geral da humanidade não se restringindo a determinados países, culturas ou grupos ideológicos. Seria, nesta ótica, o garante da coesão intercultural. E, o princípio formal de justiça, atribuído a Aristóteles, – iguais devem ser tratados de forma igual e desiguais de forma desigual – tem sido questionado não exclusivamente pela falta de definição das propriedades relevantes do sujeito (nomeadamente quais as caraterísticas dos seres humanos que implicam critérios de igualdade ou não), mas pelo próprio conceito de sujeito. Peter Brown defende que tratar iguais de igual modo

---

[9] Serrão D: Origens da Inteligência Humana, Brotéria 149(6); 1999: 529-543.
[10] Vlavianos-Arvanitis A: Biopolitics. The Bio-Environment. Biopolitics International Organisation, Athens, 1996.

não pode ser limitado às pessoas, dado que o próprio alcance da moralidade não abrange apenas os seres humanos. Nesta perspetiva, o centro da moralidade continua a ser o homem; mas qualquer ação que afete a vida, num sentido amplo, tem que ser claramente justificada. Este autor afirma mesmo que existe uma responsabilidade geral para com a *commonwealth of life* (comunidade da vida)[11].

III. Biologia Sintética

Vida humana refere-se, então, a um processo contínuo ao longo dos dias, anos, séculos e milénios, de propagação da nossa espécie, independentemente de cada existência individual. O património genético humano, se bem que variável ao longo das gerações como garante da necessária adaptação a novos parâmetros evolutivos, tem assegurado a sua permanência irreversível na natureza, enquanto subsistir a nossa espécie[12]. O património genético humano atual[13] que se vai progressivamente alterando através do emparelhamento sexual, este sim, deve merecer o nosso mais profundo respeito. Respeito, porque a sua utilização abusiva pode colidir com os interesses da futura pessoa que tem o direito inalienável à sua autonomia individual. Se a pessoa é o centro do universo ético, como aferir a importância da sua identidade e, mais ainda, da sua individualidade genética? A vida, e em especial a vida humana, e a morte, a morte de um ser humano, têm certamente uma finalidade intrínseca ainda que transcendente. Só a sua exortação, como bem superior, pode culminar no profundo respeito pela dignidade humana.

Mas, se a vida humana é um *continuum* ao longo das diferentes gerações importa também definir com exatidão, o início e o fim de uma existência humana em particular. Esta questão, sendo da maior relevância ético-social, implica perceber-se quais os fatores determinantes para que um projeto vital específico encontre a sua descontinuidade biológica. Ou seja, o que se entende pela morte

---

[11] Brown P: Ethics, Economics and International Relations. Transparent Sovereignty in the Commonwealth of Life, Edinburgh Studies in World Economics, Edinburgh University Press, Edinburgh, 2000.

[12] Watson J, Berry A: ADN. El Secreto de la Vida. Taurus Pensamiento, Madrid, 2003.

[13] Para Helena Melo, quando nos referimos ao "genoma de uma espécie", referimo-nos ao conjunto do suporte material da sua hereditariedade, à coleção de genes que se encontram presentes na sua totalidade em cada uma das células de cada indivíduo da espécie. Por sua vez, quando aludimos ao "genoma de cada indivíduo", aludimos à soma dos genomas presentes em cada uma das células. Em meu parecer para apreciar devidamente o fenómeno vital torna-se fundamental ter uma visão simultaneamente mais abrangente e mais estrita de "Genoma Humano", nomeadamente na interseção com o conceito de vida humana. Melo H: Implicações Jurídicas do Projeto do Genoma Humano. Constituirá a Discriminação Genética uma Nova Forma de Apartheid? Coletânea Bioética Hoje nº 14; Gráfica de Coimbra, Coimbra, 2007.

2. VIDA E VIDA HUMANA

de uma pessoa. Embora possa considerar-se que do ponto de vista biológico a morte é um processo gradual, do ponto de vista filosófico existem vários conceitos com repercussões éticas e legais complexas. Da conceção tradicional profundamente enraizada na crença popular de morte cardiorrespiratória evoluiu-se, não sem acesa polémica, para o conceito de morte cerebral. A evolução da ciência permitiu, nas últimas décadas, a manutenção artificial de algumas funções vitais, funções essenciais para o prolongamento da vida de muitos seres humanos[14]. Este facto concorreu para alterar a conceção legal de morte de um ser humano, sendo consensualmente aceite, entre a comunidade científica internacional, o conceito de morte cerebral. Assim, um ser humano pode ser declarado morto após a cessação irreversível de funcionamento do tronco cerebral. O conceito filosófico de morte cerebral, defendido na maioria dos países ocidentais, não representa nenhuma evolução substancial comparativamente ao conceito de morte cardiorrespiratória. Diferem sim os critérios utilizados para comprovar a morte de uma pessoa. De facto, a paragem cardiorrespiratória é apenas um dos mecanismos – embora dos mais frequentes – de disfunção irreversível de funcionamento do tronco cerebral[15].

Segundo David Lamb[16] ocorre morte de uma pessoa quando termina a função do organismo como um todo, pela perda irreversível das funções integradoras essenciais. Na realidade, a capacidade de gerar consciência e de estar alerta, bem como de variar a tensão arterial e os ritmos cardíaco e respiratório, está localizada no tronco cerebral, pelo que a lesão irreversível desta zona integradora da vida de relação é condição necessária e suficiente para uma pessoa ser considerada morta. Esta é também a posição da generalidade das organizações médicas segundo a qual a morte cerebral é não apenas a perda da capacidade de ter consciência, mas, também, a perda da função integradora do tronco cerebral, após o que as funções dos órgãos vitais deixam de constituir um organismo vivo. Adotando-se o conceito de morte cerebral, compreende-se que os recém-nascidos

---

[14] Nunes R: Testamento Vital. Almedina, Coimbra, 2011.

[15] Outras causas existem (traumatismo, hemorragia cerebral, por ex.) que podem originar a mesma consequência final – lesão irreversível do tronco cerebral sendo a paragem cardiorrespiratória a fase terminal de todo o processo de morte. Algumas funções celulares e metabólicas, bem como o funcionamento descoordenado de alguns aparelhos e sistemas podem ser mantidos em atividade, de forma autónoma ou assistida, após a paragem irreversível de funcionamento do tronco cerebral. Trata-se de vida humana, em sentido lato, mas não de um ser humano vivo, dado que a integração das funções vitais carece de suporte biológico. Contudo, "morte cerebral" é uma terminologia vaga que pode gerar alguma confusão, sugerindo, eventualmente: 1. Morte cerebral total: disfunção total e irreversível de todos os componentes neurais da cavidade intracraniana; 2. Morte do tronco cerebral; 3. Morte neo-cortical.

[16] Lamb D: Death, Brain Death and Ethics. London: Croom Helm. 1985.

GENEÉTICA

anencefálicos – que mantêm o tronco cerebral íntegro – estejam vivos, sendo frequente a sobrevivência por vários dias após o nascimento.

Por seu turno, alguma controvérsia tem surgido em tomo do conceito de morte neo-cortical. Entende-se por este termo um estado clínico caraterizado por alteração neurológica grave em que o doente permanece inconsciente, apesar de manter as pálpebras temporariamente abertas. Este aspeto vígil, assim como a manutenção de algumas funções dependentes do Sistema Nervoso Autónomo (cardiovascular, termorreguladora, neuroendócrina) tornam discutível a sua classificação médico-legal. A falta de critérios fidedignos de constatação de morte neo-cortical, por oposição aos facilmente executáveis testes de morte do tronco cerebral, e a eventual reversibilidade do Estado Vegetativo Persistente impedem a adoção de um conceito de morte baseado exclusivamente na perda da função cortical, por destruição dos hemisférios cerebrais. Mantendo-se o organismo biológico vivo, por vezes com capacidade de respiração e deglutição espontâneas, toma-se difícil de aceitar que tal ser humano esteja, de facto, morto[17].

Pelo que, face a esta perspetiva da vida, da vida humana, e do fim da vida de uma pessoa em concreto, o fenómeno vital pode ser assim observado:

1. Continuidade biológica: a vida transmite-se intemporalmente e independentemente de cada ser vivo;
2. Descontinuidade pessoal: A pessoa humana como entidade individual e com um projeto existencial único e irrepetível tem o seu início e o seu fim em momentos concretos do seu percurso vital.

Esta perspetiva insere-se num quadro de referência – mental e axiológico – que considera apenas as manifestações de vida existentes, ou seja o homem enquanto parte integrante da *"commonwealth of life"*. De facto, quando Charles Darwin escreveu "Origem das Espécies"[18] não revolucionou apenas o modo como se interpretou a relação do ser humano com a diversidade de espécies mas, também, reforçou a clara afirmação identitária de cada espécie como unidade reprodutiva autónoma e independente[19]. Porém, o advento da biologia sintética vem

---

[17] Seguindo esta linha de pensamento compreende-se que a utilização de órgãos de recém-nascidos anencefálicos para transplantação não seja consensual. A Associação Médica Americana aceita esta prática desde que se obtenha o consentimento informado dos legítimos representantes. Contudo, ainda que o recém-nascido anencefálico possa não ter interesses fundamentais, trata-se da colheita de órgãos de um ser humano ainda em estado de vida de acordo com a legislação atualmente em vigor.

[18] Darwin C: Origem das Espécies, Lello & Irmão, Tradução de Joaquim da Mesquita Paul, Porto (tradução do original "On the Origin of Species" publicado pela 1ª vez em 24 de novembro de 1859).

[19] The Cambridge Encyclopedia of Human Evolution, Edited by Steve Jones, Robert Martin, and David Pilbeam. Cambridge University Press, Cambridge, 2004.

2. VIDA E VIDA HUMANA

mudar esta complexa inter-relação entre diferentes manifestações de vida pela criação de novos quadros mentais com profundas implicações ético-sociais.

A biologia sintética pretende a aplicação dos princípios da engenharia à biologia e à genética de modo a tornar possível o desenvolvimento de sistemas biológicos, incluindo organismos inteiros, que nunca existiram na natureza, para concretizar objetivos humanos predefinidos[20]. Pretende-se o desenvolvimento de sequências genéticas que possam servir de moléculas estandardizadas e ser utilizadas em organismos estandardizados de modo a produzir efeitos previsíveis. Nomeadamente, novos medicamentos, novas bactérias para combater o cancro, bio-fuel mais barato, são algumas das aplicações potenciais ainda que possam também ter perigos evidentes, tal como a emergência de armas de destruição maciça ou perigo para o ambiente. Quando o Instituto Craig Venter criou em 2010 a primeira célula bacteriana auto-replicável com um genoma totalmente sintético iniciou-se um novo capítulo neste domínio, tendo mesmo o presidente norte-americano Barack Obama instruído a *Presidential Comission for the Study of Bioetical Issues* para rapidamente avaliar o impacto ético-social desta invenção[21].

Estas tecnologias colocam novos desafios acerca dos presumíveis benefícios e prejuízos para a humanidade. De facto, podem surgir problemas relacionados com a saúde pública, com a proteção do ambiente e da biodiversidade, e mesmo a utilização indevida. Também a justa repartição dos benefícios derivados dessa investigação e o direito de propriedade intelectual devem ser adequadamente apreciados. Mas, a própria ideia de criar organismos sintéticos, incluindo seres com capacidades intelectuais semelhantes às do ser humano, evoca preocupações na comunidade internacional (daí que a invenção original tenha sido apelidada de "*Frankencell*"). Algumas questões, aliás já colocadas previamente, nos anos noventa, com o advento da terapia génica em seres humanos[22] voltaram ao imaginário coletivo e a suscitar intenso debate na comunidade internacional.

Pelo que hoje se considera que, para além dos princípios éticos gerais da medicina e da genética, outros princípios devem também ser aplicados no caso específico da biologia sintética (ver Capítulo 1):

1. Beneficência Pública
2. Responsabilidade Substantiva
3. Liberdade Intelectual

---

[20] Gutman A: The Ethics of Synthetic Biology: Guiding Principles for Emerging Technologies. The Hastings Center Report 41(4); 2011: 17-22.

[21] Presidential Commission for the Study of Bioethical Issues: New Directions: The Ethics of Synthetic Biology and Emerging Technologies, Washington DC, Government Printing Office, 2010.

[22] Rifkin J: The Biotech Century. Jeremy P. Tarcher/Putnam, New York, 1998.

4. Deliberação Democrática
5. Justiça e Equidade

Em síntese, concretizando-se a promessa da sequenciação total do Genoma Humano, importa implementar um intenso debate público envolvendo todos os segmentos da sociedade. Da sociedade à escala global incluindo as comunidades em países subdesenvolvidos ou em vias de desenvolvimento que frequentemente são sede de importantes projetos de investigação no domínio da bioengenharia mas que, raramente, são beneficiários diretos dos benefícios decorrentes dessa investigação[23]. Assim, devem encontrar-se mecanismos de verdadeira participação democrática em todas as comunidades de modo a que se obtenha uma decisão coletiva informada sobre a utilização da biodiversidade genética presente em algumas partes do globo. E, também, qual o sentido que a engenharia genética e biológica deve ter de modo a não colocar em causa a harmonia existente entre as diferentes formas de vida.

---

[23] Millum J: How Should the Benefits of Bioprospecting be Shared? The Hastings Center Report 40 (1); 2010: 24-33.

3. Embrião Humano

Poucas questões científicas têm despertado tanta controvérsia como a natureza e a atribuição de um estatuto ao embrião humano. O foco de debate centra-se no próprio conceito de embrião e na possibilidade da sua manipulação genética descontrolada[1]. Tanto a Convenção sobre Direitos Humanos e Biomedicina[2] como a Declaração do Genoma Humano da UNESCO[3] não definem claramente o que se entende por embrião, por ser humano ou por pessoa. Afirmam, sim, o princípio inalienável do respeito pela dignidade humana e pela sua identidade genética. O raciocínio que pode conduzir à atribuição de um estatuto ao embrião humano tem como fundamento uma perspetiva biológica do seu desenvolvimento. A embriogénese inicia-se com a união dos gâmetas prolongando-se até ao nascimento, ocasião em que o novo ser humano se torna numa pessoa social. Conceções filosóficas distintas são passíveis de desabrochar da mesma realidade biológica, o que pressupõe uma análise exaustiva, *a priori*, do ponto de vista ético.

Só a partir de uma redefinição biológica é possível alcançar-se uma definição de vida humana. A partir do estabelecimento, e da aceitação, de uma conceção biológica de homem, toma-se necessário partir para o domínio das ciências

---

[1] Nunes R: Parecer Nº P/01/APB/05 Sobre a Utilização de Embriões Humanos em Investigação Científica, Associação Portuguesa de Bioética, Julho de 2005 (www.apbioetica.org).

[2] Convenção para a Proteção dos Direitos do Homem e da Dignidade do Ser Humano face às Aplicações da Biologia e da Medicina: Convenção sobre os Direitos do Homem e a Biomedicina, e o Protocolo Adicional que Proíbe a Clonagem de Seres Humanos (Resolução da Assembleia da República nº 1/2001, Diário da República Número 2, I-Série, 3 de Janeiro de 2001).

[3] UNESCO: Universal Declaration on the Human Genome and Human Rights. A Declaração Universal sobre o Genoma Humano e os Direitos Humanos foi adotada por unanimidade e aclamação na 29ª Conferência Geral da UNESCO em 11 de novembro de 1997. No ano seguinte a Assembleia Geral das Nações Unidas ratificou esta declaração.

sociais e humanas e perspetivar uma conceção antropológica de vida humana que seja consensual entre as correntes mais representativas do pensamento humano. Pode afirmar-se que as posições prevalecentes sobre a atribuição de um estatuto ao embrião humano estão centradas em torno das fases iniciais de divisão embrionária. Atribuir um estatuto pressupõe a aceitação de determinadas normas éticas, fruto de um consenso mais ou menos generalizado[4].

I. Fertilização e Desenvolvimento do Ser Humano

A junção, *in vivo* ou *in vitro*, de um espermatozoide e de um ovócito origina aquilo a que se convencionou chamar de zigoto. O momento, ou melhor dizendo, o processo de união (uma vez que decorrem cerca de vinte e quatro horas), sendo tradicionalmente designado por conceção, refere-se, de modo cientificamente mais preciso, à fertilização de um óvulo por um espermatozoide. Este processo originará, eventualmente, a criação de um zigoto, embrião, feto e recém-nascido.

O argumento que me proponho tratar, é o de que e possível a existência como ser humano de uma entidade sem qualquer tipo de atividade pessoal. Não é pois apenas o embrião humano o abrangido nesta perspetiva. Circunstâncias comuns de coma irreversível, bem como a mais vulgar situação fisiológica de sono na ausência de sonho, ao estarem associadas a uma ausência de atividades corticais superiores, ajudam a consubstanciar esta posição. Três fundamentos, que enunciarei seguidamente, suportam esta tese: o argumento genético, o da descontinuidade/continuidade e o do potencial do embrião humano.

I-a) A Emergência de uma Nova Identidade Genética

Após a penetração de um espermatozoide na zona pelúcida de um óvulo e da consequente singamia, acontecimento este que ocorre, *in vivo*, sensivelmente, no terço inicial da trompa de Falópio, deu-se início à fertilização. Este é reconhecidamente um fenómeno da maior importância, quer se considere tratar de um processo ou de um acontecimento. É neste momento que surge, novamente, uma constituição cromossómica diploide, que se determina o sexo do novo ser humano e que se aumenta a diversidade genética da nossa espécie. É, também, um pré-requisito para o decurso normal da embriogénese. A fertilização, em especial a singamia, origina, então, um novo genótipo humano[5].

Contudo, raramente pode ocorrer a penetração de dois espermatozoides ao invés de um único, dando origem a vida humana com constituição genética tri-

---

[4] Nunes R: Experimentação em Embriões Humanos, Cadernos de Bioética 14; 1997: 77-94.
[5] Nunes R: A Natureza do Embrião Humano, *in* Clonagem: O Risco e o Desafio, Gabinete de Investigação de Bioética, Porto, 2000.

3. EMBRIÃO HUMANO

ploide[6] (l a 3 % de todas as fertilizações *in vivo* e 8 a 10% de todas as fertilizações *in vitro*). Embora a maior parte dos óvulos assim fertilizados abortem precocemente, está descrito pelo menos um caso de sete meses de sobrevida após o nascimento. Muito mais frequente é a síndroma de Down (1/500 nascimento vivo), de Klinefelter (1/500 nascimento masculino vivo) e de triplo X (1/1500 nascimento feminino vivo), que estão geralmente associados com um cariótipo de 47 cromossomas. A síndrome de Turner (1/4500 nascimento feminino vivo), por seu turno, está associada a uma constituição genética de 45 cromossomas.

Se após a singamia ocorre, de um modo geral, uma constituição genética diploide – um conjunto de cromossomas de origem paterna e um de origem materna – como se enquadra dentro desta definição a presença de três participações genéticas distintas? Sendo assim, como definir com clareza as caraterísticas especificamente humanas do nosso património genético, para além, do número de cromossomas? Isto é, será que podemos definir ser humano pela presença de um perfil genético exclusivo da nossa espécie? Mais ainda, existindo a possibilidade de criação de animais transgénicos através da transferência de genes de uma espécie para outra, como identificar os seres especificamente humanos?

A solução está longe de ser líquida, mas atrevo-me a avançar com uma proposta. Certo é que todos nós somos distintos, uns dos outros, no que respeita a altura, inteligência, cor da pele, grupo sanguíneo e muitas outras caraterísticas. Também não é possível definir ser humano com base no número de cromossomas específico do género humano (44 autossomas e dois cromossomas sexuais na maioria dos casos). Porque não tentar, então, definir ser humano com base na constituição genómica necessária e suficiente para pertencer a espécie humana, ou seja, aquela que possibilita o desenvolvimento de uma pessoa humana pensante e consciente?

A sequenciação do genoma humano permite afirmar que existe mais de 90% de semelhança entre o património genético de todos os seres humanos, sendo os restantes 10% responsáveis pela cor da pele, estatura, grupo sanguíneo, histocompatibilidade, resposta imunitária, etc. Assim, mesmo que um óvulo fosse fertilizado por dois espermatozoides, a presença do conjunto de sequências nucleo-

---

[6] A investigação em embriões criados para fins experimentais – fora de qualquer projeto parental – deve ser considerada ilegítima porque viola o princípio básico do valor intrínseco, não-instrumental, do ser humano. Por seu turno – e dado que por embrião inviável se entende, segundo a Assembleia Parlamentar do Conselho da Europa, aquele embrião que possui as caraterísticas biológicas que possam impedir o seu desenvolvimento – a investigação em embriões inviáveis, tal como o embrião triploide, é legítima dado que este tipo de embrião ainda que resulte da fusão dos gâmetas dos progenitores, e portanto disponha de um património genético inovador, não tem o potencial de se desenvolver numa pessoa.

tídicas comuns a todos seres humanos – Património Genético Essencial – seria o garante de se tratar, de facto, de um membro da nossa espécie. Naturalmente que a aplicação prática deste conceito implicaria a comparação deste património em cada sistema celular independente.

O gâmeta isolado, masculino ou feminino, não apresenta o referido Património Genético Essencial (o denominador comum a todos os seres humanos) uma vez que está comprovada a necessidade de, pelo menos, duas contribuições genéticas distintas para uma normal expressão e regulação de grande número de genes. De facto, comprovou-se recentemente que a impressão genética é diferente consoante o gene em causa provém da mãe ou do pai. A conceção mendeliana de que ambos os alelos são biologicamente equivalentes deu espaço a esta nova realidade científica da necessidade imperativa de duas contribuições genéticas de sexos opostos. Talvez por isso um gâmeta isolado careça do potencial necessário para se transformar num ser humano individual.

A potencialidade – por oposição à atualidade – e a dinâmica interna para se tornar num embrião e mais tarde num ser humano adulto, distinguiriam, então, a célula primordial (ou outra célula totipotencial) de qualquer outra célula humana. Desta forma, a congregação destes dois conceitos – património genético e potencial – seria indispensável para uma definição antropológica de ser humano.

I-b) A Descontinuidade/Continuidade

A formação do zigoto e posterior desenvolvimento em embrião, feto e recém-nascido, constitui, biologicamente um processo contínuo sem linha divisória aparente. Esta continuidade prosseguirá incessantemente até à morte do ser humano. Assim, a única aparente descontinuidade, ao longo do processo evolutivo de um ser humano, verifica-se durante o processo de fertilização, em especial após a singamia, no qual dois elementos biológicos distintos, com diferentes patrimónios genéticos, se fundem num único elemento, que, este sim, se desenvolverá progressivamente até ao nascimento.

Como enquadrar, então, o fenómeno de partenogénese – auto-divisão e crescimento sustentado do ovócito humano – dentro desta linha de pensamento? Alguns autores sustentam que a fertilização seria apenas mais um processo no longo caminho da edificação do ser humano. Mais ainda, a possibilidade de divisão do embrião humano, até aos catorze dias de evolução, em dois ou mais indivíduos humanos (gémeos monozigóticos), bem como a recombinação genética, retirariam ao processo de fertilização a singularidade que lhe tem sido atribuída na reprodução da nossa espécie.

Como referi anteriormente, existe a possibilidade teórica de criação de um ser humano – tal como o defini – após a auto-divisão do gâmeta feminino. Embora a continuada e permanente segmentação possa, em teoria, dar origem a um embrião, feto e recém-nascido, a verdade, porém, é que não se trata de um membro da espécie humana tal como a conhecemos. Como se constatou, tanto a contribuição genética paterna como a materna são determinantes na regulação e expressão de grande número de genes, assim como no normal desenvolvimento celular. Este facto poderá ser responsável, quiçá, por não haver nenhum caso descrito de nascimento vivo como consequência de uma geração partenogenésica. Por outro lado, a eventual generalização deste processo de reprodução levaria, por força dos factos biológicos, a uma diferente espécie humana, apenas constituída por elementos do sexo feminino.

Ainda que não tenha ocorrido fertilização, existiu uma conceção em sentido lato, já que se verificou a junção do património genético feminino consigo mesmo, levando à existência de uma célula humana totipotencial. A célula humana totipotencial, gerada partenogeneticamente, possuindo, porventura, a capacidade de se transformar num ser humano, tem a sua origem em mecanismos biológicos mal conhecidos no que se refere, nomeadamente, a fatores ambientais que levaram ao seu despoletar. A sua mais frequente ocorrência *in vitro*, relaciona-se, certamente, com fatores físicos (radiações, por exemplo) ou químicos experimentais ou com determinado tipo de manipulação genética de objetivos mal definidos. A este respeito uma atitude possível é a de considerar que o agente físico ou químico seria apenas uma entidade pré-fertilização, indispensável, contudo, para o ovócito dispor do potencial necessário para um desenvolvimento independente.

A este propósito o *Warnock Report*[7], relatório seminal do Reino Unido sobre procriação medicamente assistida e experimentação em embriões humanos, afirma que "uma vez iniciado o processo não existe nenhum ponto particular durante o desenvolvimento que seja mais importante do que qualquer outro; todos são parte de um processo contínuo, e se todos os passos não tiverem lugar no tempo e sequência corretos, terminará o seu desenvolvimento futuro".

I-c) A Potencialidade
O conceito de Património Genético Essencial não deve ser considerado de forma estática, já que não se trata apenas de um conjunto organizado de sequências nucleotídicas humanas, mas sim de uma estrutura biológica que usufrui dos requisitos intrínsecos que lhe permitirão desenvolver-se num ser humano. Assim, parece razoável supor que após a fertilização – *in vivo* ou *in vitro* – está-se em face

---

[7] Citado em Report of the Committee of Inquiry into Human Fertilisation and Embryology: Cmd 8314, HMSO, 1984.

GENEÉTICA

de uma nova entidade humana individual, já que o zigoto possui o potencial necessário para se desenvolver numa pessoa humana. De facto, é o mesmo indivíduo que se está lentamente a transformar nele mesmo até adquirir as caraterísticas necessárias para ser considerado como um membro da comunidade moral, isto é, uma pessoa humana.

O conceito de potencial, que se refere a uma possibilidade de transformação, é entendido, classicamente, como uma possibilidade lógica, bem como uma possibilidade física. Assim, pode aceitar-se a verosimilhança da transformação do zigoto em embrião e a transformação deste em feto, recém-nascido e ser humano adulto.

Mais ainda, a sua frequente verificação (embora dados recentes permitam constatar que apenas 25-30% dos ovos fertilizados resultem em gravidez de termo e que 20% dos embriões implantados não se desenvolvem até à fase de gravidez clinicamente detetável), comprova, também, a fisicalidade do conceito de possibilidade. A potencialidade da transformação do zigoto num ser humano adulto e consciente é um facto incapaz de ser rebatido. Esta potencialidade é a expressão suprema da humanidade uma vez que cada ser humano só é verdadeiramente uma pessoa enquanto dispuser do potencial para exprimir e modificar a sua personalidade. Isto é, a consciência reflexiva também não deve ser considerada de uma forma estática e imutável, mas sim como uma capacidade que se vai lentamente transformando no decurso da sua atividade relacional, através do potencial da base orgânica que lhe dá sustentação. Potencialidade não se refere a uma mera possibilidade, mas a um programa que possui um dinamismo interno com grande probabilidade de se vir a desenvolver e exprimir.

Como já se referiu, argumenta-se, frequentemente, para contrapor a legitimidade do argumento do potencial – que o gâmeta feminino possui, ele mesmo, o potencial intrínseco para originar um ser humano. Esquematicamente, nessa perspetiva:

zigoto → feto → recém-nascido

ovócito → zigoto → feto → recém-nascido

Para que o argumento do potencial tivesse alguma validade deveria, seguindo esta linha de pensamento, ser igualmente aplicável ao ovócito humano. Este, possuindo a capacidade de desenvolvimento partenogenésico, disporia, reunidas as condições necessárias, do potencial para que se originasse um novo ser humano. Mais ainda, segundo os seus defensores, os fatores físicos ou químicos necessários para despoletar a partenogénese, seriam equivalentes ao meio ambiente necessário para o desenvolvimento, *in vivo* ou *in vitro*, de um zigoto humano normalmente fecundado. Recorrendo uma vez mais à distinção filosófica entre possibi-

3. EMBRIÃO HUMANO

lidade lógica e possibilidade física, constatamos que, logicamente, é possível a transformação do gâmeta feminino num embrião da nossa espécie. Fisicamente, porém, é tão improvável o seu desenvolvimento, que cabe apenas no domínio do debate filosófico.

A premissa inicial, essa sim, pode ser alvo de contestação por parte de uma observação mais crítica. Porquê atribuir ao argumento do potencial, o relevo que lhe tem sido concedido? A resposta pode ser simples: este argumento torna-se indispensável no debate em torno do estatuto ontológico do embrião, dado que a sua não consagração teria implicações importantes no respeito devido à espécie humana na sua globalidade[8]. Ao atribuir um estatuto particular apenas aos seres humanos possuidores de capacidades mentais superiores, como a consciência reflexiva, a consciência emotiva e a capacidade de autorreconhecimento dessa consciência reflexiva e emotiva, teríamos forçosamente que questionar a sua atribuição, não apenas ao embrião humano mas, também, a todos os seres humanos privados, por algum motivo, da capacidade de raciocínio (deficientes mentais, doentes em estado de coma, recém-nascidos, etc.).

Nenhuma sociedade, contudo, parece disposta a dar este passo, dado existirem sérias reservas de índole moral quanto à sua aplicação. No entanto, o argumento do potencial – como caraterística inerente e fundamental ao desenrolar da personalidade – deve auferir de uma dimensão moral própria, consentânea com a posição de destaque que lhe tem sido atribuída.

II. Outras Perspetivas sobre o Início da Vida Humana
II-a) O Início da Implantação
Na embriogénese humana a dependência do organismo materno é, segundo alguns autores, de tal magnitude que o embrião carece, durante as suas primeiras divisões, e antes de se iniciar a implantação no endométrio, das caraterísticas necessárias e suficientes para merecer um estatuto individual. Em causa não está o potencial agregado ao novo genótipo humano originado após a fertilização, mas sim a eventual contribuição positiva, por parte do organismo materno, no que respeita ao património genético embrionário.

Nesta perspetiva, antes do início da implantação – quatro a cinco dias após a fertilização – não existe, seguramente, uma nova entidade humana individual, nem, tão pouco, um novo ser humano com o potencial de se desenvolver numa

---

[8] Por exemplo Gerard Magill e William Neaves referem que a reprogramação nuclear direta de determinadas células (*iPS – Induced pluripotent stem cells*) pode questionar o modo como se perspetiva o estatuto do embrião e, portanto, da vida humana como um todo. Magill G, Neaves W: Ontological and Ethical Implications of Direct Nuclear Reprogramming. Kennedy Institute of Ethics Journal 19 (1); 2009: 23-32.

GENEÉTICA

pessoa humana. Em defesa desta tese, os seus proponentes argumentam que nunca ninguém aventou a hipótese de um abortamento *in vitro* circunstância que seria, além do mais, contrária à intuição moral generalizada.

Parece, no entanto, que, apesar da contribuição materna ser fundamental, ela não se circunscreve aos limites do período implantatório, pelo que seria, no mínimo, arbitrário, o estabelecimento de um limite temporal, qualquer que ele fosse, ao longo deste estádio. Mais ainda, a possibilidade de extrapolação sobre a percentagem de zigotos que não atingem a fase da implantação leva a concluir que o zigoto, desde a sua formação, possui alguma capacidade intrínseca que lhe permite despoletar o processo de gravidez e torná-la detetável por processos bio-químicos. De facto, está hoje comprovado que, no início da gravidez, é o próprio zigoto que comanda o processo de diferenciação, sintetizando as proteínas neces-sárias através da descodificação do seu património genético. A hormona gona-dotrofina coriónica humana é de isso um bom exemplo, ao induzir as alterações fisiológicas necessárias ao decurso normal da gestação.

Deve aceitar-se, contudo, que o zigoto não possui todas as moléculas com capacidade informativa para o seu futuro desenvolvimento. Possui, no entanto, as moléculas com o potencial para adquirirem essa capacidade informativa. Deste modo, ainda que possa suscitar alguma incerteza no plano biológico, desde o momento da fertilização o embrião deve usufruir do benefício da dúvida, até estar completa e integralmente esclarecido o papel exercido pela informação não-geneticamente codificada no desenvolvimento ontogénico.

II-b) O Desenvolvimento do Sulco Primitivo
No decurso normal da embriogénese humana surge, entre o décimo terceiro e o décimo quarto dia de existência, um sulco na face ventral do embrião. Este sulco, denominado de sulco primitivo, corresponde a um aglomerado de células do epi-blasto, e confere, pela primeira vez, uma aparência de orientação externa ao embrião humano. Atingido este estádio do desenvolvimento humano, o embrião deixa de ser "um aglomerado difuso de células, para se tornar numa entidade organizada de uma forma simétrica"[9], sendo possível a distinção de uma face ven-tral e de uma dorsal, bem como de uma face craniana e de uma caudal.

Esta etapa revestir-se-ia da maior importância na individuação humana, já que, deste ponto de vista, a presença de um único sulco primitivo seria o garante do desenvolvimento de um ser humano individual e exclusivo. Indivíduo é, por definição, indivisível. Ora, a possibilidade experimental de originar três, quatro

---

[9] Ford N: When did I begin? Conception of the Human Individual in History, Philosophy and Science. Cambridge University Press, Cambridge, 1988.

3. EMBRIÃO HUMANO

ou mais seres humanos a partir de cada uma das células totipotenciais do embrião (*stem cell*), decorridas que fossem as primeiras divisões do zigoto, mostra que o embrião nesta fase é um agregado, não um indivíduo. Só após a formação do sulco primitivo é que estaríamos em presença, nesta perspetiva, de um novo ser humano ontológico.

A importância atribuída ao aparecimento do sulco primitivo como marco fundamental no desenvolvimento humano carece de suporte científico que a justifique. De facto, o embrião desenvolve-se de forma contínua e progressiva, sendo a formação do sulco primitivo apenas mais uma fase no decurso da embriogénese. Se bem que, geralmente, o surgimento de um sulco primitivo se associe ao desenvolvimento de apenas um ser humano e o aparecimento de dois sulcos primitivos se associe ao aparecimento de dois seres humanos – gémeos monozigóticos – por vezes assim não acontece.

A circunstância biológica conhecida por *fetus in feto*, literalmente feto dentro do feto, retira à existência de dois sulcos primitivos a primazia da individualização humana. Existindo comunhão de determinados órgãos, entre o feto vivo (e, portanto individual) e o morto (e, portanto não existente), o paradigma dois sulcos primitivos = dois indivíduos humanos é virtualmente falso (ainda que apenas em algumas raras circunstâncias). Também a formação e crescimento de gémeos siameses reunidos pela massa encefálica coloca, nessa linha de pensamento, um dilema de difícil resolução. Não havendo comunhão dos hemisférios cerebrais, trata-se de dois indivíduos humanos, com direitos próprios, ainda que, por vezes, seja necessário o sacrifício de um deles em benefício do privilegiado. Caso partilhem a massa encefálica, é difícil de argumentar a existência de dois seres humanos individuais. E no entanto no pressuposto de que, existindo, *ab initio* dois sulcos primitivos, teriam de existir, forçosamente, dois seres humanos, a conclusão seria a de que ao separar um dos gémeos do outro (eleito sobrevivente por razões de ordem clínica) a equipa de saúde estaria a cometer um homicídio!

Assim, em minha opinião, este axioma não parece ser razão suficiente para contestar a fertilização como episódio determinante na individualização humana. Novamente, um fenómeno raro e esporádico (taxa de nascimento de gémeos monozigóticos: l/270 casos de gravidez de temo) não me parece ser suficientemente vinculativo para contra-argumentar a linha de pensamento que estou a defender. A seleção natural teria já evoluído, com toda a certeza, para uma reprodução do tipo gemelar, se existisse, do ponto de vista biológico, qualquer vantagem na sua utilização sistemática.

Reconhecendo a fraqueza deste argumento, proponho outro que me parece mais substancial. É que a evolução científica aboliu o primado da individualidade genotípica de cada ser humano. Sem pretender, de alguma forma, marginalizar ou discriminar os gémeos monozigóticos, a verdade, porém, é que existe uma

GENEÉTICA

relutância intuitiva a propósito da criação deliberada de indivíduos com patrimónios genéticos semelhantes. Inquéritos de opinião pública revelaram que uma significativa maioria da população norte-americana (cerca de 60%) condena a clonagem de embriões. Este facto reveste-se ainda de maior significado, uma vez que este método não se enquadra verdadeiramente no conceito de clonagem, mas sim, no de produção intencional de gémeos monozigóticos. A clonagem, em sentido estrito, refere-se à transferência de material genético nuclear entre uma célula somática e uma outra que reúna as condições necessárias para a receber e dar origem a um novo ser humano geneticamente idêntico[10].

Em minha opinião, portanto, não é possível a determinação exata do momento a partir do qual pode afirmar-se, com certeza, que existe um indivíduo – único e indivisível – da espécie humana (numa dimensão estritamente material uma vez ser admissível a criação de um ser humano em tudo semelhante a um outro, mesmo após ultrapassada a barreira temporal do aparecimento do sulco primitivo).

Outro argumento frequentemente invocado para realçar a importância do aparecimento do sulco primitivo é a possibilidade de se desenvolver um organismo humano com dois patrimónios genéticos distintos – quimera – pela recombinação genética de dois zigotos independentes[11]. O estatuto de um ser humano não deve depender apenas do seu património genético, pelo que se toma irrelevante se este é constituído ou não por duas linhas celulares distintas e independentes. A dúvida prende-se com a fusão de duas entidades humanas independentes num ser humano individual. A distinção entre possibilidade lógica e possibilidade física ajuda a esclarecer este fenómeno. O zigoto tem a possibilidade física de se desenvolver num ser humano adulto e consciente. Não se deduz, desta constatação, que isto sempre aconteça, daí que seja correto afirmar que o embrião humano tem o potencial necessário para se desenvolver numa pessoa humana, embora não a seja nesta fase do desenvolvimento ontogénico.

---

[10] Assim a entidade humana que decorre da clonagem por transferência somática nuclear não deve ser considerada como um "embrião" dado que, entre outros fatores, não cumpre o requisito essencial de se tratar de um novo genoma humano distinto do da célula que lhe deu origem. A embriologia, enquanto ciência autónoma, deve encontrar uma designação apropriada para esta entidade humana sendo de excluir expressões tais como "embrião somático", "pseudo-embrião", "quase-embrião", "clonoto", "clonão" ou "constructo", dado que o embrião é apenas, e tão só, o produto da fusão dos gâmetas (aquilo a que alguns chamam de embrião gamético). A investigação em "entidades humanas que decorrem da clonagem por transferência somática nuclear" pode encontrar a sua legitimidade no princípio ético da beneficência, se estiver em causa a procura de tratamento para doenças graves, incuráveis, sem alternativa terapêutica.

[11] Melo-Martín I: Chimeras and Human Dignity. Kennedy Institute of Ethics Journal 18 (4); 2008: 331-346.

3. EMBRIÃO HUMANO

Não é apenas o primado da individualização humana o fundamento invocado para realçar a importância ontológica do aparecimento do sulco primitivo. O facto de o zigoto originar os tecidos extraembrionários, placenta e cordão umbilical, e a sua eventual degeneração tumoral (mola hidatiforme) é outro argumento frequentemente invocado para subvalorizar a importância da fertilização na evolução do ser humano. Não se vislumbra, no entanto, qual a interferência que a degeneração tumoral de um órgão embrionário, ou fetal, possa originar na reflexão filosófica sobre o desenvolvimento de um ser humano. O embrião pode desaparecer em consequência desse crescimento celular do mesmo modo que um ser humano adulto vai progressivamente perdendo a sua organização interna pelo crescimento neoplásico incontrolado. Este argumento perde ainda capacidade justificativa caso venha a confirmar-se a suspeita de que a mola hidatiforme tem origem num zigoto anómalo constituído por dois gâmetas masculinos.

Desta forma, parece-me que ao ser criada uma barreira artificial num processo que é seguramente contínuo desde o momento da fertilização pretende-se, na prática, legitimar determinado tipo de experimentação embrionária, considerada, até recentemente, como eticamente inaceitável[12].

II-c) A Organogénese – Formação do Sistema Nervoso

A evolução da ciência concorreu, ao longo das últimas décadas, para alterar a conceção legal de morte de um ser humano, sendo consensualmente aceite, entre a comunidade científica internacional, o conceito de morte cerebral. Partindo desta conceção de morte de um ser humano, foi sugerida a sua extrapolação para o início da vida humana. Isto é, o início de funcionamento do sistema nervoso seria o episódio de maior importância no desenvolvimento humano e, consequentemente, na atribuição de um estatuto equivalente ao de uma pessoa humana. Este paralelismo entre vida e morte cerebrais, conhecido por conceito de simetria, foi desenvolvido inicialmente por Frank Zimmer em 1968. O conceito de vida cerebral foi definido por Dawson da seguinte forma: "como a morte do tronco cerebral é considerado o critério do final da vida humana, também a vida do tronco cerebral deve ser considerada o critério para o seu início. Assim,

---

[12] A investigação em embriões humanos deve ser, sempre, precedida de: a) Uma revisão sistemática efetuada por uma comissão pluridisciplinar e independente – especificamente constituída para o efeito – e distinta das Comissões de Ética para a Saúde em funcionamento na maioria dos hospitais portugueses (em Portugal esta incumbência compete ao Conselho Nacional da Procriação Medicamente Assistida); b) Da obtenção de consentimento informado, livre e esclarecido junto dos dadores de gâmetas de uma forma expressa, de preferência por escrito, não sendo razoável a sua presunção. No entanto, de acordo com as normas vigentes na maioria dos países onde se realiza investigação em embriões humanos, desde que o embrião seja sujeito a qualquer tipo de investigação já não pode ser transferido para o útero materno.

pretende-se que um ser humano comece a existir logo que exista vida do tronco cerebral e que deixe de existir assim que se verifique a morte do tronco cerebral"[13].

Algumas autoridades, seguindo a lógica deste argumento, consideram que o início da vida humana depende do funcionamento integrado dos órgãos e sistemas de um novo ser humano. Nesta perspetiva, incluem, naturalmente, o desenvolvimento, ainda que incompleto do sistema nervoso central. Este sistema, sendo essencial para o desenvolvimento de caraterísticas mentais superiores, torna-se imprescindível para o estabelecimento de "relações de amor", pelo que só quando a base natural, isto é, a estrutura orgânica, desses requisitos mentais estiver estabelecida é que se pode falar numa dimensão supranatural de um ser humano.

Porém, esta conceção sobre o início da vida humana levanta algumas questões que merecem ponderação. No início, o processo de integração de um conjunto de células humanas numa unidade verdadeiramente organizada é, em essência, diferente. Trata-se de um fenómeno biológico contínuo, gradual, prolongando-se a maturação do sistema nervoso bem para além do momento do nascimento. Daí a dificuldade, experimentada pelos clínicos, na aplicação dos critérios de morte do tronco cerebral em recém-nascidos. A evolução do sistema nervoso desenrola-se, numa fase inicial, desde o décimo-quinto dia pós-fertilização (início de formação do tubo neural) ate a vigésima semana de gravidez. Neste momento, o tálamo conecta-se com o córtex cerebral, podendo afirmar-se que o sistema nervoso está, então, fisicamente integrado (embora de uma forma rudimentar).

A dificuldade em determinar, com precisão, um ponto a partir do qual o cérebro começa a funcionar como um todo, reflete-se nos vários passos do desenvolvimento neuronal apontados como o início iniludível da atividade cerebral. O momento mais precoce refere-se ao encerramento do tubo neural (trigésimo dia pós-fertilização) e associa-se com a entidade clínica conhecida por anencefalia. Para Goldenring o período crítico de oito semanas é fundamental, já que seria então que o cérebro se tornaria integrado como um todo[14]. Este autor reconhece, no entanto, que este limite de oito semanas é pouco credível, já que novos conhecimentos científicos podem originar o seu encurtamento. Este período corresponde à deteção de ondas no eletroencefalograma, uma vez que o tronco cerebral já se encontra organizado após as cinco primeiras semanas do desenvolvimento humano.

---

[13] Dawson K: Segmentation and Moral Status in Vivo and In Vitro: A Scientific Perspective. Bioethics (2) 1988: 1-14.

[14] Goldenring J: The Brain-life Theory: Towards a Consistent Biological Definition of Humanness. Journal of Medical Ethics (11); 1985: 198-204.

3. EMBRIÃO HUMANO

Sass, por seu turno[15], propõe dois tipos de vida cerebral:

1. O Tipo I – surgindo ao quinquagésimo quarto dia pós-fertilização – corresponderia ao início de funcionamento das células do córtex cerebral;
2. O Tipo II estaria relacionado com a ocasião em que seria possível detetar as primeiras sinapses neuronais (septuagésimo dia pós-fertilização).

Este autor reconhece, também, que mesmo ultrapassado este último limiar não existe ainda "raciocínio ou capacidade de controlar as funções corporais". Mais tarde no desenvolvimento ontogénico, por volta da sétima semana de gestação, já é possível a deteção da atividade do tronco cerebral, pelo que só neste momento poderia ter início uma verdadeira personalidade psicológica. Esta personalidade poderia ser constituída pela capacidade de reter experiências – psicologia mínima – e, também, pelo potencial de se tornar numa pessoa humana em sentido estrito.

É tarefa irrealista, e mesmo impossível, determinar um momento mais importante do que outro na evolução do sistema nervoso central. A ser adotado o conceito de vida cerebral, não faz sentido antes das vinte quatro semanas de gestação, ocasião na qual a maior parte das sequências fundamentais ao desenvolvimento neurológico já tiveram o seu início. A impossibilidade de determinar, com exatidão, qualquer ponto de relevo na maturação neuronal, torna o estabelecimento de uma linha divisória no mínimo arbitrário. De facto, o paralelismo entre morte cerebral e vida cerebral nem é simétrico nem análogo. Se a paragem irreversível do funcionamento do tronco cerebral pode ser instantânea (traumatismo craniano por exemplo), o fenómeno de integração é, por natureza, gradual e prolongado. Mais ainda, o conceito de morte cerebral repousa na irreversibilidade de funções do tronco cerebral; o zigoto e o embrião, por seu turno, virão a ter com grande probabilidade essas mesmas funções pelo que, numa perspetiva evolutiva, existe uma diferença assinalável.

II-d) A Viabilidade Fetal

O limite de viabilidade fetal assinala o período a partir do qual o feto é capaz de viver autonomamente em relação a sua mãe. Esta autonomia é apenas limitada uma vez que pressupõe a utilização, se necessário, de técnicas de reanimação e manutenção da vida. Esta linha divisória tem-se, naturalmente, antecipado ao longo dos últimos anos, de acordo com o progresso científico-tecnológico das últimas décadas. Atualmente, aceita-se como viável um feto com mil gramas de

---

[15] Sass H: Brain Life and Brain Death: A Proposal for a Normative Agreement. Journal of Medicine and Philosophy (14); 1989: 45-59.

GENEÉTICA

peso corporal, peso este que corresponde ao início do terceiro trimestre de gravidez. No entanto é hoje possível a sobrevivência de fetos com setecentos, seiscentos ou mesmo quinhentos gramas de peso. Desta forma, algumas unidades de cuidados intensivos nos Estados Unidos da América e Reino Unido atingem índices de sobrevivência de 50% para recém-nascidos de quinhentos a setecentos e cinquenta gramas de peso corporal.

Esta capacidade de sobrevivência autónoma (viabilidade *ex utero*), embora na dependência de determinados cuidados médicos (que, *per se*, não determinam o estatuto moral do ser humano em causa, à semelhança de algumas situações patológicas do adulto) é, segundo algumas autoridades, condição suficiente para o feto possuir o estatuto moral de uma pessoa humana. De facto, parece razoável admitir-se a inexistência de qualquer diferença no plano ético entre um feto viável e um recém-nascido, já que ambos têm, ou podem vir a ter, uma existência independente na ausência de qualquer capacidade cognitiva. O recente domínio da terapia fetal veio alterar ainda mais o limite de viabilidade, sendo atualmente mais correto falar-se de viabilidade fetal *in utero*.

Não parece, no entanto, que a viabilidade fetal, *per se*, seja merecedora do destaque que lhe tem sido atribuído como marco axiológico na atribuição de um estatuto ao ser humano. A viabilidade ou não de um determinado feto depende mais do ambiente físico que o rodeia do que de outro tipo de requisitos constitucionais. Nenhum feto viável se mantém com vida após o nascimento se não usufruir das condições necessárias para o seu futuro desenvolvimento. Seria originar um precedente insustentável se ao feto viável e ao recém-nascido não fosse atribuído o estatuto devido a uma pessoa humana, originando, inevitavelmente, um desrespeito generalizado pela espécie a que pertencemos. Nesta perspetiva, o feto viável faz parte de um sistema social ao qual todos nós pertencemos.

III. Diagnóstico Genético Pré-implantação
O desenvolvimento recente de novas tecnologias no âmbito da procriação medicamente assistida, bem como a consolidação dos aspetos técnicos da experimentação em embriões, possibilitaram a determinação, com considerável eficácia da constituição genética e cromossómica do embrião humano. Essencialmente, os problemas éticos que se colocam pela prática do Diagnóstico Genético Pré-implantação (DGPI) assemelham-se às questões éticas do diagnóstico genético pré-natal (DPN). De facto, se considerarmos existir uma nova entidade humana, possuidora dos mesmos direitos que outros seres humanos, desde o momento da fertilização, não parece haver qualquer diferença de índole ética entre o diagnóstico genético aos oito dias de idade ou às oito semanas de gestação. Contudo, aqueles que consideram que só surgirá uma nova pessoa humana após o décimo

3. EMBRIÃO HUMANO

quarto dia de existência, que corresponde, grosso modo, ao término da implantação do embrião humano no útero materno, não terão, forçosamente, a mesma perspetiva sobre esta temática.

Tecnicamente é possível a prática do diagnóstico genético pré-implantação por três métodos diferentes. O primeiro enquadra-se na possibilidade de determinar o genótipo do ovócito, ou do espermatozóide humano antes da fertilização. Na realidade, após a primeira divisão meiótica, o primeiro globo polar torna-se acessível para observação sem que daí resulte dano considerável para o futuro embrião. Esta circunstância tem sido constatada pela ausência de efeitos deletérios para o embrião após determinadas técnicas de fertilização *in vitro* que têm como efeito lateral e previsível um dano irreversível para o primeiro globo polar. Num estádio ulterior da oogénese é exequível a avaliação do segundo globo polar caso persistam dúvidas quanto ao diagnóstico genotípico anteriormente efectuado. Após obtenção do ADN pretendido procede-se à ampliação pelo método PCR (*polymerase chain reaction*). Esta metodologia tem sido aplicada em doenças genéticas como a anemia de células falciformes, talassemia (α e β) e fibrose cística entre outras. Contudo, estudos recentes parecem demonstrar que a biópsia do primeiro globo polar, isoladamente, carece de valor informativo. O espermatozóide também se torna acessível para observação na fase preconcecional. Na realidade é possível determinar não apenas o sexo do futuro embrião como a própria constituição genética do gâmeta masculino.

Uma segunda alternativa consiste na biópsia e análise de um único blastómero proveniente de um embrião de quatro, oito ou dezasseis células. Como facilmente se compreende, torna-se vital que este método de diagnóstico não afecte direta ou indiretamente o desenvolvimento embrionário para que possa ser introduzido na prática clínica corrente. A biópsia do embrião de oito células parece ser o método de maior eficácia. Para este estudo, os embriões podem ser obtidos por dois métodos diferentes; após a fertilização, *in vitro*, do ovócito com o espermatozóide, o passo seguinte pode ser tentar determinar a constituição genética do zigoto daí resultante antes da sua transferência *in utero*. Outra alternativa (ainda que raramente utilizada) consiste na obtenção de embriões após fertilização natural e espontânea (utilizando ou não a técnica de GIFT – *gameter intrafallopian transfer*), recorrendo à lavagem uterina.

Finalmente, a última das metodologias consiste em efetuar a biópsia do embrião numa fase posterior de desenvolvimento no estádio de blastocisto. Após uma leve incisão na sua superfície forma-se uma hérnia na região trofoectodérmica que se torna acessível para biópsia. Este método deve ser utilizado, para ser eficaz, por volta dos 6-8 dias após a fertilização. Subsequentemente, o material obtido pode ser analisado quanto à constituição genética (PCR) ou cromossómica (FISH – *fluorescent in situ hybridization*).

GENEÉTICA

O método ideal consistiria numa combinação de técnicas, como, por exemplo, a análise de um único blastómero associada à biópsia do primeiro globo polar. É também possível a determinação do sexo do embrião através da biópsia embrionária referida anteriormente. A existência de genes exclusivos a cada um dos sexos (como o *testis determining gene*) permite constatar com 100% de certeza se um blastómero pertence ou não ao sexo masculino.

III-a) Objetivos e Consequências do DGPI

O diagnóstico genético pré-implantação foi idealizado, inicialmente, como um método complementar relativamente ao diagnóstico pré-natal, método que, nos últimos anos, tem sido prática corrente em grande número de centros de genética clínica[16]. Ao contrário deste último, o DGPI não implica a prática da interrupção voluntária de gravidez, pelo que foi prontamente sugerido aos casais que se lhe opunham por motivos pessoais ou religiosos[17]. Isto é, seria como que um curto-circuito, detectando com alguma antecedência, afeções genéticas (fibrose cística, doença de Tay-Sachs, por exemplo) ou cromossómicas (trissomias 21 e 18, por exemplo) de gravidade suficiente para sugerirem a hipótese do abortamento[18]. De facto, previamente à implementação das técnicas de DGPI, só restavam a estes casais duas opções viáveis. A primeira era aceitar o risco probabilístico de gerar um filho com uma deficiência grave com todas as consequências daí decorrentes. Alternativamente, só sobrava ao casal a hipótese de se abster de reproduzir. Esta metodologia torna-se aceitável apenas se o casal em questão não considerar a fertilização o momento determinante no desenvolvimento de um novo ser humano. Caso contrário, é irrelevante se a interrupção da gravidez ocorre às dezasseis semanas ou se, por outro lado, o embrião é pura e simplesmente votado à destruição.

Mas, além da deteção de anomalias genéticas e cromossómicas manifestadas por deficiências graves no período perinatal ou durante os primeiros anos da infância, o rápido desenrolar do Programa Genoma Humano permitiu a deteção

---

[16] Nunes R: O Diagnóstico Pré-implantatório, *in* Bioética, L. Archer, J. Biscaia, W. Osswald (coordenadores), Verbo, Lisboa, 1996.

[17] Oliva-Teles N: Questões Éticas do Diagnóstico Genético Pré-Implantação, Tese de Mestrado, Faculdade Medicina da Universidade do Porto, 2003.

[18] Tal como referido pela Sociedade Internacional de Diagnóstico Genético Pré-implantação: *PGD for inherited disorders has become extremely accurate (99.5%), and may currently be performed for any genetic condition, even without known sequence information or available haplotypes. The application of PGD is now extended well beyond testing for genetic disorders, with further implications to improving the access to HLA compatible stem cell transplantation for genetic and acquired disorders.* Preimplantation Genetic Diagnosis International Society: Current Progress in PGD and Future PGDIS Activities, PGDIS Newsletter, March 18, 2011.

in vitro de afeções de manifestação tardia (doenças de Alzheimer e de Huntington, por exemplo) bem como de caraterísticas somáticas ou traços psicoafectivos. Evitando entrar no domínio eugénico que esta última perspetiva certamente suscita, a moralidade de impedir a transferência de um embrião portador, por exemplo, do gene da doença de Huntington, pode ser discutível. Na realidade, sendo esta uma doença de manifestação tardia (da quarta década de vida em diante de uma maneira geral) torna-se necessário comprovar que 30 ou 40 anos de uma vida plenamente realizada valem menos do que 60 ou 70 de outra quiçá muito menos rica em termos globais.

Várias motivações podem contribuir para a aplicação generalizada e sistemática do DGPI. Os futuros pais, pressionados por uma subtil campanha de divulgação, poderão ser incapazes de resistir ao mito do filho perfeito, aceitando, sem ponderação, qualquer iniciativa que contribua afirmativamente para excluir uma gravidez de alto risco (Princípio da Beneficência Procriativa). Os profissionais de saúde sob o espectro do litígio judicial serão, com toda a certeza, encaminhados no sentido de fornecer todo o tipo possível de sondas de diagnóstico genético, ainda que não seja esse o seu mais profundo desejo. A sociedade, através dos seus órgãos representativos, teria toda a vantagem em diminuir os recursos destinados a prestação de cuidados de saúde através da drástica diminuição do número de deficientes sob a sua alçada.

Se o estatuto social do deficiente já está a ser posto em causa, de algum modo, pela prática generalizada do diagnóstico pré-natal, a possibilidade de eliminação em massa de alguns genes considerados prejudiciais pode levar a uma atitude discriminatória em relação aos escassos, mas inevitáveis, deficientes que escapem a este programa. Pode surgir, também, uma compulsão social orientada no sentido de coarctar a liberdade de escolha nas opções reprodutivas. Uma variante desta limitação pode ser a restrição ao acesso à segurança social e a seguros de saúde, sendo o casal obrigado a assumir inteira e integralmente os encargos materiais que uma deficiência física ou mental obrigatoriamente implicam.

Isto partindo do pressuposto que o DGPI se circunscreve aos limites da vontade pessoal. Caso venha a ser obrigatório, como acontece em determinados programas de vacinação, as liberdades individuais podem ficar seriamente ameaçadas. Importa que a sociedade se consciencialize de que ser humano "normal" é uma realidade impossível de ser alcançada. Por outro lado, não existe nenhum método objetivo para constatar se uma pessoa portadora de determinada deficiência, ainda que grave, considera que a sua vida não vale a pena ser vivida. O juízo quanto a qualidade de vida é sempre, no mínimo, subjetivo. Na realidade muitas vezes é o próprio deficiente que muito tem a oferecer à sociedade.

III-b) Seleção Sexual

Atualmente é prática corrente a determinação do sexo fetal através do recurso à ultra-sonografia. Na verdade, é uma das questões que os futuros pais colocam de imediato ao médico no início de uma nova gravidez. Contudo, o facto de ser possível não tem implicado, pelo menos no mundo ocidental, que os progenitores decidam interromper voluntariamente a gravidez apenas com o objetivo de selecionar intencionalmente o sexo do seu filho[19].

O panorama pode ser alterado a curto prazo, dado que, no âmbito do DGPI, a determinação do sexo é feita antes da transferência do embrião *in utero*, pelo que não se coloca a questão do abortamento. Mas, em causa não está apenas a problemática de selecionar vidas que valem ou não a pena serem vividas. Está em causa a própria essência da dignidade humana, dado que a seleção sexual questiona o princípio fundamental de igualdade entre os sexos. Se uma sociedade entendesse que um dos sexos era mais valorizável do que outro, porque não estender este juízo a outras caraterísticas morfológicas (cor da pele, por exemplo)? Mais ainda, se aplicado em larga escala, como acontece atualmente na Índia, poderia conduzir, com facilidade, a um desequilíbrio numérico entre ambos os sexos, pondo em risco a natureza e quiçá a própria harmonia que existe nas sociedades contemporâneas. Porém, nesse e noutros países, a seleção de sexo é socioculturalmente aceite dado que:

1. Pode promover um planeamento familiar eficaz;
2. Permite aumentar a autonomia reprodutiva dos casais;
3. A sua legalização pode conduzir a uma diminuição da prática ilegal, e, portanto, incontrolada;
4. De qualquer forma a legislação não consegue impedir a sua prática.

Nas sociedades ocidentais, a escolha sexual do embrião trouxe, em todo o caso, alguns benefícios presumíveis, como seja a possibilidade de prevenir a ocorrência de doenças genéticas ligadas ao cromossoma X (hemofilia, distrofia muscular de Duchenne, etc.). Na opinião de alguns autores, pode, inclusivamente, contribuir para a diminuição do número total de abortamentos, dado que, em famílias de alto risco, grande parte dos progenitores optam pela interrupção de gravidez de fetos do sexo masculino.

Compete a médicos e geneticistas abandonar a postura de neutralidade e imparcialidade que vêm progressivamente adotando, no que respeita ao aconselhamento genético, e questionar todo o pedido de escolha sexual que não tenha

---

[19] The Danish Council of Ethics: Ethical Problems Concerning Assisted Reproduction, Part II, Anonymity and Selection in the Context of Sperm Donation, Copenhagen, 2002 Annual Report.

como objetivo a prevenção de uma doença genética ligada ao sexo. A implementação de legislação proibitiva não parece ser a melhor solução, dado que seria de muito difícil aplicabilidade. Contudo, a sociedade moderna dificilmente irá abdicar da autodeterminação que o casal geralmente aufere no que diz respeito às escolhas reprodutivas. Assim, além de uma discreta mudança de postura no que se refere ao aconselhamento genético (aliado a uma tomada de posição pública por parte das associações representativas dos médicos e geneticistas) uma solução adicional poderia muito bem ser a de não comunicar o sexo do embrião aos futuros pais, exceto quando especificamente solicitado. Esta metodologia tem sido aplicada com algum sucesso em alguns países Europeus.

IV. Do Embrião à Repro-Genética

Outras eventualidades decorrem da prática do DGPI. Nomeadamente a possibilidade de utilizar este método de diagnóstico como uma arma terapêutica. Para atingir este objetivo, torna-se necessário responder inicialmente a uma questão fundamental: será eticamente lícita a terapia génica em células da linha germinativa? O leitor, se assim o desejar, pode reportar-se ao capítulo sobre terapia génica para melhor esclarecimento sobre este tema. Outro exemplo dos dilemas éticos colocados pela repro-genética é a utilização do diagnóstico pré-implantação para selecionar embriões humanos para benefício de terceiros, nomeadamente de um outro filho do casal que se encontre gravemente doente e necessite de um transplante histocompatível, por exemplo, porque padece de uma leucemia ou de uma talassemia ß. Neste caso será que existe uma instrumentalização desproporcional do embrião humano (bebé-medicamento) ou, em alternativa, será que se trata de um exemplo candente de solidariedade e altruísmo (bebé da dupla oportunidade)?

Isto, porque as sociedades ocidentais se encontram fraturadas sobre o estatuto do embrião humano. A uma perspetiva mais tradicional – que considera que o embrião é uma pessoa humana desde a fertilização –, contrapõe-se outra que alega que, pelo menos nas primeiras fases de divisão embrionária, não se está em presença de um novo ser humano. Este diferente estatuto ontológico origina necessariamente distintos graus de proteção ético-jurídica. A título de exemplo, apenas os defensores da primeira tese entendem que o embrião humano tem um direito inalienável à vida e ao desenvolvimento. Já os defensores da segunda perspetiva aceitam a instrumentalização do embrião humano para fins terapêuticos ou científicos[20].

---

[20] A investigação em embriões excedentários encontra maior legitimidade ética se for efetuada para seu próprio benefício dado que, ainda que o embrião humano não seja uma "pessoa" no sentido

GENEÉTICA

No entanto, se consideramos o embrião humano como um novo membro da nossa espécie, possuidor dos mesmos direitos que qualquer outro – apenas pelo facto de pertencer a espécie humana –, parece lógico concluir que a consequência natural do diagnóstico de uma doença genética não seja eliminar prontamente o embrião afetado, mas sim tentar, exaustivamente, o tratamento da patologia em causa. Mas pode alegar-se a existência de um direito de proteção ético-jurídica do embrião humano independentemente do seu estatuto ontológico. Esta perspetiva pretende conciliar diferentes pontos de vista sobre a natureza do embrião humano, ainda que fosse mais lógico, a meu ver, que este direito de proteção, e o correlativo dever de proteger o embrião humano, estivesse direta e intrinsecamente relacionado com o seu estatuto ontológico e não o seu contrário[21].

Assim, entende-se por "embrião humano" o produto da união total (singamia) dos gâmetas masculino (espermatozoide) e feminino (ovócito). Este processo (fertilização ou fecundação) origina, então, a célula humana primordial – zigoto – que ao longo da embriogénese se vai lentamente transformar numa nova entidade humana ontológica. Às oito semanas de gravidez, ocasião em que a organogénese está globalmente terminada, inicia-se o período fetal que termina com o nascimento[22].

Desde a fertilização (independentemente de esta se efetuar *in vivo* ou *in vitro*) o embrião humano dispõe de um património genético inovador, resultante da fusão dos gâmetas, e tem uma dinâmica interna para se tornar num feto, mais tarde numa criança e num ser humano adulto. Ou seja, a fertilização, em especial a singamia, origina um novo genótipo humano. Em síntese, o embrião humano possui desde a célula primordial o potencial necessário para se desenvolver numa pessoa, dado que é o mesmo indivíduo que se está lentamente a transformar nele mesmo até adquirir as caraterísticas necessárias para ser considerado como um membro da comunidade moral, isto é, uma pessoa humana. Esta potencialidade é a expressão suprema da humanidade uma vez que cada ser humano só é verda-

---

filosófico do termo, deve estar sob a esfera protetora da dignidade humana, de acordo com o princípio da solidariedade ontológica. Assim, as equipas envolvidas em programas de procriação medicamente assistida devem tentar limitar ao máximo a criação de embriões excedentários, designadamente através da fertilização dos ovócitos necessários e suficientes para uma única transferência *in utero*.

[21] Nunes R: Declaração de Voto a Propósito do Parecer 51/CNECV/07 sobre Diagnóstico Genético Pré-Implantação, Documentação 12 – Ano 2007-2008, Conselho Nacional de Ética para as Ciências da Vida, Presidência do Conselho de Ministros, Lisboa, 2008.

[22] Wachbroit R, Wasserman D: Reproductive Technology, *in* H. LaFollette (ed.), The Oxford Handbook of Practical Ethics. Oxford, Oxford University Press, 2003.

3. EMBRIÃO HUMANO

deiramente uma pessoa enquanto dispuser do potencial para exprimir e modificar a sua personalidade.

Note-se que, caso se reconheça a validade deste argumento, o embrião humano ficaria sujeito a um grau de proteção adequado face não apenas ao DGPI mas, também, à generalidade das técnicas de procriação medicamente assistida que frequentemente se socorrem da criação de embriões excedentários para a sua plena concretização. Ainda que este grau de proteção fosse distinto da proteção conferida à pessoa humana, o embrião não seria nunca considerado como uma simples "coisa". Esta questão não é despiciente dado que o recurso ao DGPI põe em confronto valores éticos que, em determinadas circunstâncias, podem entrar em conflito. Ora a ponderação destes valores éticos de sinal contraditório dependerá, obviamente, do estatuto reconhecido ao embrião humano.

Previamente à reflexão ética em torno da licitude do DGPI deve tentar-se alcançar um consenso sobre o estatuto do embrião humano. Na ausência de tal consenso, o direito de proteção do embrião não se encontra devidamente fundamentado, ficando relegado para a análise de cada situação concreta a ponderação dos valores em jogo. E, existindo proporcionalidade entre a finalidade do DGPI e os meios utilizados para o efeito, chega-se à conclusão aparentemente paradoxal de que o embrião humano pode ser sacrificado (por exemplo, pela não transferência para o útero materno – permanecendo congelado ou sendo utilizado em investigação científica) apesar de, alegadamente, ter direito à vida e ao desenvolvimento.

Seria uma árdua tarefa tentar alcançar um consenso sobre o estatuto do embrião e, em consequência, elencar os direitos que este efetivamente deve gozar no plano ético e jurídico. Mas só deste modo é que o seu "direito de proteção" deixaria de ser uma simples afirmação conjuntural, passível de distintas interpretações individuais. Não está em causa, ao atribuir um estatuto ao embrião humano, determinar se estamos ou não em presença de uma pessoa humana no sentido filosófico do termo. Aliás, tal não seria possível. Trata-se sim de constatar se estamos em presença de uma entidade possuidora de caraterísticas tais que, se não surgir nenhum elemento perturbador, culmine, com grande probabilidade, na constituição de uma nova pessoa humana. Mais ainda, parece razoável supor que, na ausência de um esclarecimento total por parte da biologia humana, o benefício da dúvida deve prevalecer quanto ao estatuto a atribuir nos estádios iniciais do desenvolvimento humano.

Até existir a iniludível confirmação de que o embrião, durante as suas primeiras divisões, não tem as caraterísticas suficientes e necessárias para ser considerado de estatuto semelhante ao de um ser humano deve ser considerado como se as tivesse. Assim, tanto a tecnologia da clonagem de embriões humanos como a utilização de *stem-cells* humanas primordiais (células estaminais) provenientes do embrião devem ser cuidadosamente apreciadas, dado não existir a certeza se, sim ou não, estamos a instrumentalizar um novo ser humano e uma pessoa potencial. Não fechando a porta, obviamente, a todo o potencial terapêutico que a medicina regenerativa acaba por comportar.

Tentou-se comprovar que apesar de existirem várias tentativas para definir o momento exato em que presenciamos uma nova pessoa humana todas demonstram insuficiências e contradições obrigando, de momento, a integrar o embrião humano na comunidade moral humana. O conceito de pessoa é essencialmente filosófico, e não biológico, pelo que é perfeitamente admissível que aquilo que entendemos por "pessoa humana" seja uma virtualidade que se vai lentamente definindo em realidade recorrendo a uma dinâmica interna e a um potencial de desenvolvimento também eles evolutivos no tempo.

4. Identidade Genética

A análise da informação disponível sobre o património genético humano é já hoje possível através do desenvolvimento do Programa Genoma Humano, que possibilitou o diagnóstico e o rastreio de inúmeras doenças genéticas, monogénicas ou multifatoriais. A deteção, *in vivo* ou *in vitro*, de afeções de manifestação tardia, bem como de caraterísticas somáticas ou traços psicoafectivos, confere à tecnologia genética ainda mais amplas potencialidades[1]. Mas, se a sociedade moderna abraça este empreendimento com a curiosidade e expetativa habituais a qualquer projeto com esta dimensão, deve dispensar, igualmente, parte substancial dos seus recursos para o estudo aprofundado das questões éticas, sociais e legais despertadas pela análise do genoma humano e o subsequente tratamento da informação genética[2].

A evolução recente da genética veio possibilitar, também, uma alteração orientada e programada do património genético indo de encontro ao que de mais íntimo existe na pessoa humana ou seja, a possibilidade de o homem vir a ter meios de alterar a sua própria natureza. A plausibilidade de se modificar o genoma humano acaba por não poder evitar a questão básica do significado do fenómeno da vida.

Em Portugal, e na sequência de um debate alargado sobre as aplicações da tecnologia genética ao ser humano, importa analisar com profundidade esta temática, designadamente sobre os conceitos de identidade pessoal, de identidade genética e de identidade de género, e o seu impacto no modo como se pro-

---

[1] World Health Organization: Review of Ethical Issues in Medical Genetics. Report of Consultants to WHO (D.C. Wertz, J.C. Fletcher, K. Berg), WHO Human Genetics Programme, Geneva, 2003.
[2] Barbas S: Direito do Genoma Humano, Almedina Coimbra, 2007.

cessa a colheita, o processamento, o uso e a conservação da informação genética pessoal, familiar e comunitária.

I. Genes e Identidade Pessoal

A aplicação da tecnologia genética ao ser humano pode dar origem não só às questões éticas tradicionais no exercício da medicina mas, também, a outras questões éticas prementes relacionadas, por exemplo, com a possibilidade de seleção sexual incontrolada ou a transferência de genes para células da linha germinativa. À sociedade compete a tarefa de promover uma estratégia consensual sobre a intervenção genética no homem.

Se, por um lado, a consequência da descodificação do genoma humano será, porventura, a possibilidade da sua manipulação com uma finalidade terapêutica (terapia génica), já a clonagem, a criação de seres híbridos, a biologia sintética ou o patenteamento de genes devem ser regulados à escala internacional – como através da Convenção sobre os Direitos do Homem e a Biomedicina ou a Diretiva 2001/20/EC do Parlamento Europeu e do Conselho de 4 de Abril de 2001[3] ou mesmo a Declaração Internacional sobre Dados Genéticos Humanos[4] – de modo a proteger não apenas os direitos inalienáveis da pessoa humana mas, também, os direitos das gerações vindouras. Neste sentido a Comissão Presidencial de Bioética (EUA) recomenda que a análise global do Genoma Humano deve pautar-se pelos seguintes princípios éticos[5]:

1. Forte proteção da privacidade individual no acesso aos dados genéticos e partilha de conhecimento científico;
2. Melhoria da proteção da segurança dos dados e do acesso às bases de dados;
3. Adequado processo de consentimento informado;
4. Facilitação da sequenciação total do Genoma Humano através do cruzamento com registos médicos;
5. Garantia de que todas as pessoas beneficiam das vantagens médicas decorrentes da sequenciação total do Genoma Humano.

---

[3] Sobre a Aproximação da Legislação, Regulamentos e Provisões Administrativas dos Estados Membros Relativamente à Implementação de Boas Práticas Clínicas na Condução de Ensaios Clínicos de Medicamentos para Uso Humano.

[4] Aprovada por consenso em Paris na 32ª Sessão da Conferência Geral da UNESCO, a 29 de Setembro/17 de Outubro de 2003.

[5] Presidential Commission for the Study of Bioethical Issues: Privacy and Progress in Whole Genome Sequencing, Washington DC, October 2012.

4. IDENTIDADE GENÉTICA

A aplicação da tecnologia genética, nas suas múltiplas componentes, deve enquadrar-se no mais profundo respeito pela dignidade da pessoa humana pretendendo salvaguardar os seus direitos básicos e fundamentais. Na esteira das convenções e declarações internacionais sobre esta matéria o espírito que deve presidir é o de que a genética deve concorrer sempre para melhorar as condições de existência da humanidade, respeitando a identidade do sujeito e a da espécie a que pertence. Esta linha de pensamento está na base da edificação daquilo que hoje conhecemos e valorizamos por direitos humanos fundamentais. Estes mais não são do que o reconhecimento expresso de um marco axiológico fundamental, que é o valor intrínseco, inquestionável, da pessoa humana.

De facto, o direito à identidade e à individualidade é hoje considerado como um direito pertencente à categoria dos direitos humanos fundamentais. Direito este que pode tomar contornos éticos variados, nomeadamente, o direito do sujeito a ser informado sobre a sua ascendência biológica ou, paradoxalmente, a não ser informado sobre o seu património genético, isto é negando o conhecimento da sua própria identidade. Também, e noutro contexto, o direito à identidade genética e à proteção da mesma, serviram de vetores fundamentais para a preocupação da comunidade internacional quanto à existência, ou não, de um direito a herdar um património genético não alterado. Mas, foi com a hipótese – quiçá com a expetativa – de se criar seres humanos idênticos (através da clonagem) que a genética e a biologia humanas atingiram o apogeu enquanto fonte geradora de preocupação social. Preocupação porque, como tinha já sido comprovado por inúmeros estudos sobre perceção de risco, situações potencialmente catastróficas são perspetivadas por qualquer pessoa de um modo desproporcionado em relação a situações comuns do quotidiano.

A tecnologia genética enquadra-se nesta dinâmica, ao colocar em causa a própria essência da natureza humana. Expressões como "a genética permite ao homem desempenhar o papel de Deus" ou "o genoma humano é o livro da vida" exprimem tanto a inquietação popular como a necessidade inconsciente de controlar a sua expansão. Eticamente, o principal argumento invocado que leva a questionar a clonagem (nas suas múltiplas facetas), e outras formas de manipulação genética, deve ser, mais do que a individualidade e a identidade genéticas, o valor intrínseco não-instrumental da pessoa humana[6]. É uma constatação corrente que os gémeos monozigóticos, apesar da semelhança física evidente, desenvolvem uma personalidade individual e independente, construindo um mundo espiritual próprio, na estreita dependência dos vários estímulos do meio ambiente que os rodeiam. Mas, em nenhuma ocasião, quando se interrogam

---

[6] Melo H: Clonagem e Direito. Coletânea Bioética Hoje nº XV, Gráfica de Coimbra, Coimbra, 2007.

sobre o seu passado, se apercebem, como seria o caso na produção intencional de gémeos monozigóticos, que foram de algum modo instrumentalizados para atingir um objetivo que lhes era parcialmente estranho – o desejo dos pais de criar seres humanos idênticos.

Mais ainda, se a existência de dois ou mesmo três gémeos monozigóticos pode não interferir com a sua própria perceção de individualidade, com uma identidade própria, a possibilidade da ciência médica originar múltiplas cópias do mesmo indivíduo originará, muito provavelmente, uma alteração substancial dessa mesma perceção. Do mesmo modo, a identidade pessoal de cada um destes novos seres humanos poderá ficar profundamente alterada, caso exista um número considerável de indivíduos com a mesma aparência física e, em particular, com diferentes idades cronológicas. Por este motivo considera--se geralmente inaceitável a produção de múltiplos embriões geneticamente idênticos. Neste contexto, parece ser fundamental a preocupação com o bem--estar dos futuros filhos e mesmo das gerações vindouras. Numa perspetiva biológica, a clonagem de seres humanos adultos pode originar alterações desconhecidas. A título exemplificativo, não se sabe qual o efeito do envelhecimento celular na transferência nuclear. A clonagem pode originar uma pessoa com uma expetativa de vida reduzida e, para além disso, com uma elevada probabilidade de vir a sofrer de alterações genéticas imprevisíveis. Também poderá ocorrer, pelo mesmo motivo, uma tendência geral ao desenvolvimento neoplásico.

De momento, a maior parte dos países e das instâncias internacionais condena a clonagem de seres humanos, ou a sua tentativa, pela falta de validade moral de um tipo de intervenção que pode conduzir à alienação da própria conceção de humanidade. De facto, o nascituro não seria nem filho, nem irmão da pessoa clonada existindo uma evidente falta de estrutura familiar que o pudesse receber. O ser humano clonado estaria a ser instrumentalizado, utilizado como um meio e não como um fim em si mesmo. E, tal como na engenharia genética de melhoramento, não é legítima a presunção do consentimento.

Porém, a utilização desta tecnologia com uma finalidade estritamente terapêutica merece uma apreciação distinta. É hoje possível a utilização da técnica de transplantação somática nuclear não para clonagem em sentido estrito, mas para a produção de células, tecidos ou órgãos geneticamente idênticos aos da própria pessoa, podendo ser de grande utilidade no caso de doenças graves para as quais não exista método alternativo de tratamento. É o advento da Medicina Regenerativa. Não está em causa o primado de que todo o ser humano possui uma dignidade própria que impede a sua utilização com outra finalidade que não seja a promoção da sua realização pessoal. Está em causa, sim, a possibilidade de se utilizar a tecnologia da clonagem, tal como a das células estaminais aliás, com

4. IDENTIDADE GENÉTICA

outro objetivo que não a produção de seres geneticamente semelhantes. Isto é, quando esteja em causa um pressuposto terapêutico, a produção de células, tecidos e órgãos compatíveis, não entra em colisão com o princípio da não-instrumentalização, dado que não se produz nenhuma pessoa humana, mas apenas células e tecidos humanos que, de momento, não têm um estatuto especial. Equaciona-se, também, a problemática da experimentação em embriões humanos, mas apenas se esta tecnologia recorrer à produção de uma célula primordial com caraterísticas totipotenciais ainda que, como se viu no capítulo anterior, não pode ser categorizada como um embrião humano.

Portanto, importa constatar que a doutrina da dignidade humana, alicerçada numa visão personalista da ética, não confere ao determinismo genético uma importância fundamental. Isto é, a pessoa emergente da tecnologia da clonagem, ainda que fenotipicamente idêntica terá sempre, e em qualquer circunstância, uma personalidade distinta, devido à influência de fatores culturais e do ambiente que imprimem um cunho próprio ao longo do desenvolvimento ontogénico (*nurture vs nature*). Assim, a pessoa é sempre individual e irreproduzível, pelo que o argumento da identidade genética não se contrapõe verdadeiramente à utilização da clonagem. Mas, em todo o caso, a clonagem reprodutiva, nomeadamente por transferência somática nuclear, deve ser fortemente restringida e regulada.

Por estes e outros motivos a comunidade científica internacional sugeriu, e bem, que o genoma humano fosse considerado Património Comum da Humanidade, sugestão prontamente aceite pelas instâncias internacionais – como a Organização das Nações Unidas e a UNESCO – atitude que tem óbvias implicações em áreas concretas, tal como a engenharia genética, a clonagem reprodutiva, ou a constituição de um banco de produtos biológicos (bio-banco). Pelo que se deduz, que mesmo que se considere o Genoma Humano como Património Comum da Humanidade a utilização da tecnologia e informação genéticas deve estar em conformidade com a doutrina do consentimento informado, com o direito à privacidade individual (e o correspondente dever de segredo profissional), bem como com o princípio da não comercialização do genoma humano.

Mas, deve sempre salientar-se o facto de que a pessoa humana não se reduz aos seus genes e que a vida pessoal, e autorrealizada, deve existir para além da constituição genética individual. Isto implica, obviamente o dever de proteção dos cidadãos com necessidades especiais, tal como os portadores de deficiências crónicas (incluindo os doentes com patologias genéticas), remetendo para o princípio da solidariedade para com os mais desfavorecidos. Sendo importante realçar que deve ser evitada a tentação, ainda que bem-intencionada, de constituição de uma "lista positiva" das doenças que devem ser alvo de diagnóstico e rastreio genético. Os motivos invocados para a sua constituição, ainda que legítimos na sua fundamentação – evitar a utilização da tecnologia genética para selecionar pessoas portadoras de doenças consideradas não graves – tem no plano conse-quencialista uma dimensão perversa que é a da estigmatização daqueles que sejam incluídos numa lista com esta natureza e caraterísticas. Compete à socie-dade afetar os recursos necessários para uma efetiva igualdade de oportunidades (saúde, educação, emprego, etc.) das pessoas portadoras de deficiência e assim evitar o neo-eugenismo.

Por outro lado, deve também ter-se em atenção que o Programa Genoma Humano é um projeto com enorme potencial à escala internacional pelo que é fundamental continuar a investigar neste domínio, em prole das pessoas e da própria humanidade. De facto, um pressuposto ético, que não pode ser negli-genciado, é o direito à liberdade de investigação, desde que este direito não entre em conflito com outros que são mais valorizados socialmente, como o da invio-labilidade da integridade física e mental de um ser humano. A tarefa da socie-dade, neste âmbito, é dupla:

1. Estabelecer mecanismos de controlo verdadeiramente eficazes;
2. Tomar consciência das consequências que a investigação científica pode originar.

Na esteira do conceito de Genoma Humano enquanto Património Comum da Humanidade deve ser também claro o princípio do livre acesso da comunidade científica aos dados emergentes da investigação sobre o genoma humano (infor-mação proveniente de projetos de investigação financiados por fundos públicos ou privados), bem como do imperativo dos investigadores partilharem este conhecimento. Na prática, e por exemplo no âmbito da proposta de criação de bases de dados genéticos e bancos de produtos biológicos, apenas se pode aceitar amostras em resposta a um pedido de profissionais de saúde, obtido o consenti-mento esclarecido para a colheita de produtos biológicos, estando verificadas as condições em que é legítima a utilização desta informação para fins de investi-gação científica (incluindo estudos epidemiológicos e amostras de sangue seco em papel obtidas em rastreios neonatais). Devendo também determinar-se a interdição da conservação de material biológico humano não anonimizado por parte de entidades com fins comerciais exceto com consentimento específico, de modo a permitir sempre que possível a partilha dos benefícios decorrentes da tecnologia genética.

Também o Direito atribui uma importância considerável à identidade gené-tica pessoal a ponto de merecer proteção constitucional. Pode invocar-se o nº 3 do artigo 26º da Constituição da República que refere que "A Lei garantirá a dig-nidade pessoal e a identidade genética do ser humano, nomeadamente na cria-ção, desenvolvimento e utilização das tecnologias e na experimentação científica".

4. IDENTIDADE GENÉTICA

Este preceito constitucional poderá, contudo, originar uma consequência paradoxal, mesmo perversa, em relação ao bem ético e jurídico que pretendia salvaguardar. Tendo apenas em atenção esta norma constitucional, por exemplo um investigador na área da medicina da reprodução poderá reclamar para si o direito de utilizar a tecnologia da clonagem humana por transferência somática nuclear, uma vez que está cientificamente comprovado que não existe identidade genética entre os dois seres humanos concebidos por esta técnica devido à dissemelhança dos genes mitocondriais[7].

E, protegendo a identidade genética, a Lei não deveria proteger, também, a individualidade genética de cada pessoa? Mais ainda, como se poderá compaginar esta proteção constitucional à identidade genética pessoal com o advento das novas técnicas de procriação medicamente assistida – nomeadamente a inseminação artificial heteróloga (com esperma de dador). Neste caso, inúmeras autoridades têm defendido o anonimato do dador – ao arrepio, portanto, deste preceito constitucional. Mais ainda existirá, ou não, um direito à historicidade genética? Questões que devem ser cabalmente esclarecidas para uma adequada relação entre a genética e a sociedade.

Em especial a aplicação da tecnologia da clonagem a seres humanos pode recorrer a vários tipos de células com diferentes estatutos, em diferentes estádios da diferenciação ontogénica, e com diferentes objetivos. E, algumas questões éticas devem ser necessariamente abordadas sem qualquer reserva intelectual no que respeita à clonagem, nomeadamente:

1. A definição do estatuto do embrião humano
2. Os limites da autonomia reprodutiva
3. O valor "identidade genética"
4. A interface entre determinismo genético e identidade pessoal
5. A eficácia, efetividade e segurança da tecnologia genética, tanto no âmbito da reprodução como na esfera terapêutica
6. O direito a herdar um património genético não-alterado

---

[7] Na técnica de transferência somática nuclear apenas se transfere o material genético presente nos cromossomas do núcleo e não o DNA mitocondrial pelo que não existe, verdadeiramente, uma identidade genética total entre as duas células. Mais ainda, durante o processo de desenvolvimento de cada indivíduo o património genético está em constante mudança (por mutação), pelo que é muito pouco provável que os genes nucleares sejam totalmente idênticos após a clonagem. Ver Nunes R: Dilemas Éticos na Genética, *in* Ética em Cuidados de Saúde (Daniel Serrão e Rui Nunes coordenadores), Porto Editora, Porto 1998.

II. Identidade de Género

Poucas questões têm merecido tanta atenção neste final de século, e de milénio, como a influência da biologia e da genética na definição de ser humano e de pessoa. Noções há muito estabelecidas de espécie e de raça dão lugar a uma homogeneidade de conceitos, baseados em estudos de genética molecular, que tornam difícil estabelecer limites sobre o que é "ser" humano e sobre a essência da sua natureza.

A informação acerca da constituição genética de um indivíduo deve usar-se para informar as suas decisões pessoais e não para impô-las. A este propósito, sugeriu-se à largos anos a associação paradigmática entre o cariótipo XYY – Síndrome de Klinefelter – e um comportamento potencialmente criminoso. Quando em 1961 a revista *Lancet* publicou um artigo em que se descrevia o primeiro caso de não disjunção meiótica que origina este síndrome, os seus autores não tinham, nem podiam ter, a consciência do efeito desta publicação na evolução da genética comportamental. Em consequência, a não menos prestigiada revista *Nature* deu à estampa, em 1965, um artigo intitulado "Comportamento agressivo, subnormalidade mental e o varão XYY", no qual se estuda, investiga e conclui que dos 197 elementos do sexo masculino selecionados, a vasta maioria apresentava propensão para a violência e criminalidade. Este e outros exemplos deram corpo à ideia de que existe uma predeterminação genética para o nosso comportamento.

Volvidos alguns anos pode afirmar-se que, afinal, a única caraterística exclusiva destes "criminosos congénitos" é o seu cariótipo atípico, sendo discutível, por isso, se cabe na designação técnica de "síndrome". Porque a maioria dos traços humanos são poligénicos é uma simplificação perigosa alegar a existência de uma relação direta, causal, entre património genético e comportamento humano. Mais ainda, porque a maioria dos comportamentos humanos podem ser interpretados como realidades culturais e não como factos científicos. A título de exemplo, a procura, no genoma humano, de um gene relacionado com a homossexualidade, parte do pressuposto que existe uma condição homossexual; porém, nalgumas subculturas asiáticas e da América-Latina não existe um comportamento homo ou heterossexual mas sim um comportamento tipicamente masculino ou feminino independentemente de ser heterossexual ou não. Estes e outros exemplos evocam aquilo que Jeremy Rifkin[8] designa por "responsabilidade genética", isto é, que, simultaneamente à análise do genoma – e, portanto, da nossa identidade genética individual – surge a responsabilidade em tomar decisões conscientes que não ponham em causa a integridade do indivíduo.

---

[8] Rifkin J: The Biotech Century. Jeremy P. Tarcher/Putnam, New York, 1998.

4. IDENTIDADE GENÉTICA

É num contexto de aparente paradoxo entre diferentes conceitos de vida e de vida humana que se desenrola a análise do nosso património genético. Essa análise permitiu já decifrar, pelo menos em parte, os nossos 30-50.000 genes através de sofisticados estudos genéticos que não avaliam apenas o indivíduo isolado, mas, também, a sua família e populações genéticas específicas. A comunidade internacional, ciente de que algumas questões éticas fundamentais permanecem sem resposta adequada – nomeadamente como garantir a identidade pessoal – pretende salvaguardar os interesses da sociedade ao considerar o Genoma Humano como Património Comum da Humanidade.

Este e outros projetos a ele associados – como o Projecto da Diversidade do Genoma Humano – permitirão concluir que os seres humanos são, geneticamente, ainda mais semelhantes do que se pensou no passado. De facto, estudos recentes comprovaram que, numa população selecionada ao acaso, a heterogeneidade genética pode atingir 60% daquela verificada entre o *pool* genético global, reforçando uma fundamentação biológica para a igualdade de direitos de todos os cidadãos, isto é, segundo Cavalli-Sforza[9], materializando o conceito de dignidade humana.

Pode perguntar-se, então, o que significa "identidade genética" numa era profundamente tenológica onde se afirma que a técnica, *per se*, é imparcial, neutra, e que a finalidade do agente é que define os contornos éticos da sua utilização. Numa era genética onde se pretende encontrar uma associação entre genes e inteligência, depressão, violência, entre muitos outros aspetos do comportamento humano.

Sabe-se hoje que, após a penetração de um espermatozoide na zona pelúcida de um óvulo, e da consequente singamia (ambos os gâmetas com uma constituição cromossómica haploide), deu-se início à evolução biológica de um novo ser humano. O gâmeta masculino vai determinar o sexo biológico da pessoa, sendo necessário, porém, duas contribuições genéticas distintas – do pai e da mãe – para uma normal expressão e regulação de grande número de genes. De facto, já se comprovou que a impressão genética é diferente consoante a informação provém de genes paternos ou maternos. A conceção mendeliana de que ambos os alelos são biologicamente equivalentes deu espaço a esta nova realidade científica quanto à necessidade absoluta de duas contribuições genéticas de sexos opostos para a evolução biológica de cada ser humano.

---

[9] Cavalli-Sforza L, Cavalli-Sforza F: Quiénes Somos? Historia de la Diversidad Humana. Crítica, Grijalbo Mondadori, SA, Barcelona, 1994.

GENEÉTICA

Deste imperativo biológico decorre que sexo masculino ou feminino não é, em essência, uma questão de escolha, mas sim uma qualidade global que emerge desde o início da fertilização. Pode perguntar-se, então, se há lugar para o polimorfismo sexual, para a livre escolha do sexo no plano psicológico e afetivo. Mais uma vez, a evolução recente da medicina vem confrontar conceitos biológicos estabelecidos, referindo-se por exemplo e com base em casos descritos de mudança de sexo ao nascimento, que subsistem dúvidas se o ser humano é psicossexualmente neutro ao nascimento e se, por isso, o desenvolvimento psicossexual normal depende ou não da formação dos genitais externos.

A este propósito refere Daniel Serrão: "O androcentrismo, seja social ou filosófico, enviesa o raciocínio e polui o conteúdo de muitos conceitos. Quando se fala de Homem como representação de humanitude é no indivíduo do sexo masculino que se fixa a nossa representação mental. A figuração judaica da costela gerou o conceito de que a mulher saiu do homem e de que este é o centro da criação. De toda a evidência, homem e mulher são simétricos quando estamos a pensar no interior do conceito de humanitude. No plano biológico e nas espécies gonocóricas como o Homem, o sexo básico é feminino e sobre ele constrói-se o masculino por um ativo trabalho modelador de fatores epigenéticos. O androcentrismo não tem qualquer fundamento válido como o não terá, igualmente, um ginocentrismo".

Os eunucos são prova viva de que existindo uma determinação biológica masculina – desde cedo cerceada pela exérese do órgão produtor de hormonas masculinas – a aparência fenotípica está claramente em contradição com o arquétipo masculino. A qualidade vocal, a título de exemplo, aproxima-se mais da tonalidade infantil pela falta de desenvolvimento da superestrutura da laringe e da consequente capacidade de vibração das cordas vocais [10].

Wilhelm Reich, no seu livro "A revolução sexual" faz uma clara alusão à necessidade de se reformularem os conceitos de sexo e sexualidade enquanto expressões básicas da condição humana[11]. Para se alcançar uma verdadeira revolução

---

[10] Dentro do fenómeno da evolução do antropoide humano, a capacidade de falar é muito mais recente do que a de ouvir: o homem de Neandertal não falava e os bosquímanos não conseguem comunicar de noite porque, em grande parte, a sua comunicação é ainda gestual. É possível, portanto, que – como acontece com muitos outros aspetos do comportamento humano – o desenvolvimento do órgão fonatório tenha dado lugar, nos últimos cem mil anos, a uma fonética do adulto diferenciada da fonética da criança. O que significa, para quem apresentar a maneira de falar caraterística da infância, um atraso de crescimento e, portanto, de revelação da sua sexualidade.

[11] Reich W: La Révolution Sexuelle. Union Générale D'Éditions, Paris, 1968.

4. IDENTIDADE GENÉTICA

social, defende este autor, é fundamental alterar-se a estrutura patriarcal da família e a consequente repressão sexual. Sem revolução sexual não há revolução cultural. Pode deduzir-se, então, à luz de alguns elementos de reflexão emergentes desta tese, que pode existir um direito à autodeterminação sexual como extensão da liberdade ética individual. Mas, se há diferenças entre os sexos, diferenças biológicas, genéticas e, portanto, culturais, qual o papel que a identidade genética deve desempenhar?

Hirschauer, um sociólogo alemão da Universidade de Bielefeld, faz a distinção concetual entre sexo – biológico, com uma base corpórea – e género, como construção social e determinado legalmente ao nascimento pelas caraterísticas externas dos órgãos genitais[12]. Defende este autor, referindo-se ao trabalho pioneiro de Robert Stoller, que a transsexualidade é um caso específico de migração de género caraterizado pela noção de "corpo falsificado". Assim, e se género é não só uma construção mas uma prática determinada culturalmente pela matriz social – aquilo a que diversos autores designam por "fazendo o género" – pode perguntar-se se o corpo humano, e a identidade genética correspondente, sim ou não, são uma entidade biológica pré-social; se o corpo humano é livre da sua dimensão social e cultural. A migração de género era, afinal, prática corrente em sociedades menos evoluídas. A questão central, porém, deve merecer uma atenção particular. Isto é, se existe ou não um determinismo genético, uma predeterminação biológica, que não permita ao agente nenhum campo de manobra na esfera da decisão. O "Eu-genético" de Paul Wolpe[13] pretende dar um sentido genético à identidade pessoal, e de algum modo consagra um essencialismo genético no qual o comportamento e a vida são o reflexo dos nossos genes.

Será esta porventura uma visão algo simplista desta questão, dado que outros fatores estão em jogo, como a estrutura familiar, enquanto elemento nuclear da sociedade, ou a dimensão psicológica da nossa identidade sexual[14]. Genericamente, o que pode estar em causa é o dever do agente assumir a sua responsabi-

---

[12] Hirschauer S: The Medicalization of Gender Migration, The International Journal of Transgenderism 1 (1); 1997 http://www.symposion.com/ijt/ijtc0104.htm
[13] Wolpe P: If I Am Only My Genes, What Am I? Genetic Essentialism and a Jewish Response. Kennedy Institute of Ethics Journal 7; 1997: 213-230.
[14] A "normalização" de genitais atípicos, por diferentes razões (que se prendem quer com alterações congénitas – tal como hiperplasia suprarrenal congénita – quer com simples variantes anatómicas da dimensão genital, tem suscitado um intenso debate internacional, nomeadamente sobre os limites da autonomia parental em tomar este tipo de decisão. Ver Johnston J: Normalising Atypical Genitalia. The Hastings Center Report 42 (6); 2012: 32-44.

GENEÉTICA

lidade social. Esta perspetiva será tratada em outros capítulos desta obra com a profundidade que lhe é devida. Assim, deve aceitar-se como válido o princípio da não-instrumentalização do ser humano, princípio que obriga a que cada pessoa seja sempre considerada como um fim, em si mesmo, e nunca como um meio para alguém atingir determinado objetivo. É a pessoa que deve estar sobre a esfera protetora da dignidade humana.

Porém, estudos genéticos parecem confirmar a suspeita da existência de uma base biológica para os desvios da identidade sexual. A transsexualidade evoca, assim, questões de outra natureza dado que para a alteração de sexo de uma pessoa é necessária uma intervenção médica sendo alvo de grande controvérsia a sua legitimidade ética. Segundo os seus proponentes, pretende-se apenas uma adaptação dos órgãos genitais auto-disfuncionantes. Esta é a posição defendida pelo Conselho Federal de Medicina (Brasil) na sua Resolução CFM nº 1.482/97. Isto é, trata-se "da busca da integração entre o corpo e a integridade sexual psíquica do interessado ... recompondo a sua unidade biopsicomorfológica". A transsexualidade, definida por Harry Benjamin em 1953, insere-se no quadro das intersexualidades não-orgânicas. Trata-se de um hermafroditismo psíquico no qual as gónadas podem estar atrofiadas devido à administração de hormonas do sexo oposto. Com a cirurgia de transgenitalização – neocolpovulvoplastia e neofalatoplastia – pretende-se transformar a anatomia primitiva e adaptá-la à nova realidade psicológica. Porém, não se transforma totalmente o corpo num corpo feminino ou masculino, dado que não se capacita a pessoa para uma função não prevista biologicamente (reprodutora por exemplo). Por vezes procede-se à ablação das gónadas atrofiadas pelo seu potencial de degenerescência neoplásica.

À sociedade compete a tarefa de promover uma reflexão consensual sobre a sexualidade humana e nomeadamente determinar se existe mais do que uma definição de identidade genética como fonte reveladora da identidade sexual. Eventualmente esse consenso não será exequível, dado que cada cidadão está submetido a um vasto conjunto de influências culturais e familiares seguindo um rumo diferente ao longo da sua vida.

E à pergunta frequentemente formulada – identidade genética: unidade ou dualidade? – tentarei responder, unidade pessoal respeitando a dualidade biológica no exercício de uma sexualidade responsável. A orientação sexual, tal como o comportamento humano em geral, não terá a ver com o fenómeno da civilização, ou seja com o facto de as sociedades civilizadas não eliminarem os indivíduos que apresentam desvios do comportamento em relação a padrões "normais" (por exemplo, a proibição da pena de morte seria inconcebível em sociedades menos civilizadas). Porém, se o conceito de ser "normal" é incompatível com a natureza aleatória da formação genética, os "desvios" de comportamento têm a ver com a constituição individual, ainda que haja fatores culturais de permeio, fatores que são gerados em sociedades civilizadas[15].

III. Necessidade de Regulação

Não obstante a existência de traços genéticos que influenciam a natureza biológica da pessoa e o seu comportamento, a pessoa humana deve sempre prevalecer sobre o genoma que a suporta. A pessoa é, e deve ser, considerado como o elemento básico, nuclear, da comunidade moral.

Por outro lado, e ainda que a pessoa não se reduza aos seus genes, pode ser reconduzida aos mesmos. Talvez por isso, não tem sido habitual na esfera do direito biomédico o reconhecimento do direito de propriedade de células, tecidos ou órgãos humanos. Pelo que, no quadro da aceitação do Genoma Humano como Património Comum da Humanidade, o material armazenado é tutelado pelas pessoas de quem foi obtido, pelos seus familiares diretos, devendo impedir-se a utilização comercial, o patenteamento ou qualquer ganho financeiro de amostras biológicas, nomeadamente o direito ao patenteamento do património genético humano. Assim, todos os familiares biológicos diretos devem poder ter acesso a uma amostra genética armazenada, desde que necessário para conhecer melhor o seu próprio estatuto genético, mas não para conhecer o estatuto da pessoa a quem a amostra pertence.

A principal objeção à quebra (ainda que limitada) do segredo profissional, para além da privacidade individual que é um valor e um direito em si mesmo, é o reflexo negativo desta atitude na moralidade interna da medicina e da genética e na forma como estas ciências são socialmente perspetivadas. De facto, se for permitido ao médico geneticista desvendar algum tipo de informação a respeito do doente, ainda que de uma forma limitada, nada garante ao cidadão comum que esses limites não possam ser arbitrariamente dilatados. Assim, um argumento consequencialista deve ser igualmente considerado, uma vez que é do interesse

---

[15] De acordo com o Nuffield Council on Bioethics é particularmente difícil efetuar investigação em genética comportamental e sugere três diferentes fases experimentais (Nuffield Council on Bioethics: Genetics and Human Behaviour: The Ethical Context, London, 2002):

a) *Quantitative genetics: researchers compare different groups of people, for example, identical and non-identical twins, brothers and sisters, families and adopted children. These studies use statistical methods to determine the relative contribution of genetic and environmental factors in influencing behavior;*

b) *Molecular genetics: researchers aim to identify individual genes, and to understand how different gene variants might influence variation in behavior;*

c) *Animal models: researchers use animals to try to examine the effects of particular genes on behavior. Research is mainly focused on mice and rats, but also primates, birds, fish and fruit flies.*

GENE*ÉTICA*

geral que a confidencialidade do ato clínico seja preservada dentro de limites éticos estabelecidos. A privacidade individual é um valor especialmente protegido nas sociedades ocidentais, só podendo ser perturbado por um motivo de força maior como o legítimo interesse dos familiares diretos no acesso à informação genética do caso *index*, desde que esta informação permita determinar o seu próprio estatuto genético.

Proteger a informação genética pessoal é, assim, um fator determinante em muitos domínios da sociedade contemporânea, nomeadamente no que se refere às regras para a investigação, a circulação e a intervenção sobre o genoma humano e sobre produtos biológicos de origem humana. A propriedade do material biológico deve ser do titular dos dados, devendo estar salvaguardado o acesso do dador (e da família) aos dados que lhe dizem direta ou indiretamente respeito. Compete obviamente aos investigadores o dever de proteger os direitos e interesses das pessoas a quem pertence a informação, bem como de zelar pela conservação e a integridade da informação genética e do banco de produtos biológicos.

A priori pode perguntar-se se o Direito, na sua vertente civil ou criminal, é o melhor instrumento para controlar a inevitável expansão da tecnologia genética no homem[16]. Eventualmente, a autorregulação por entidades profissionais, através do estabelecimento de normas de conduta, pode ser, em complementaridade, uma solução mais eficaz e praticável. Assim, o Direito pode vir a ser reservado apenas para aquelas circunstâncias unanimemente reprovadas, como a formação de clones, de seres híbridos ou a engenharia genética com uma finalidade eugénica. Não são apenas motivos de natureza doutrinária que concorrem para esta argumentação. Para que seja justificada uma lei desta natureza, e com este alcance, teria que verificar-se um amplo consenso acerca do que deve ou não ser feito no que respeita à aplicação das novas tecnologias de engenharia genética. Mais ainda, ter-se-ia que demonstrar a existência de um dano provocado pela sua aplicação, o que, no domínio da genética, permanece, em boa medida, no domínio da imaginação. Desta forma parece razoável permitir-se, tal como é prática

---

[16] Em especial, a análise do Genoma Humano implica que a segmentação tradicional das diversas ciências biológicas, sociais e humanas – tal como a Medicina, a Genética, o Direito ou a Ética – conduza a uma nova realidade, a um novo paradigma de pensamento epistemológico porventura distinto da visão de Thomas Kuhn (Kuhn T: The Structure of Scientific Revolutions, The University of Chicago Press, Chicago, 1970). Ver sobre a temática da inter-disciplinaridade na genética, Soini S, Ibarreta D, Anastasiadou V et al: The Interface Between Assisted Reproductive Technologies and Genetics: Technical, Social, Ethical and Legal Issues, European Journal of Human Genetics 14; 2006: 588-645.

4. IDENTIDADE GENÉTICA

corrente nalguns países europeus, um considerável campo de manobra às organizações profissionais e aos organismos reguladores[17] para controlar a investigação científica neste domínio.

---

[17] Por exemplo o processo de aprovação pela FDA (*Food and Drug Administration*) do primeiro tratamento com base em células estaminais, proposto pela *Geron Corporation* para o tratamento de lesões da medula espinal, foi particularmente rigoroso dada a controvérsia existente em torno da utilização deste tipo de célula. Ver Chapman A, Scala C: Evaluating the First-in-Human Clinical Trial of a Human Embryonic Stem Cell-Based Therapy. Kennedy Institute of Ethics Journal 22 (3); 2012: 243-261.

B) Desafios da Nova Genética

5. Genética Preditiva

Desde sempre, a medicina foi encarada como um ramo do conhecimento científico vocacionado para o tratamento das manifestações clínicas das diversas afeções que afligem a humanidade. A possibilidade de, para além de tratar, prevenir a ocorrência dessas doenças modificou o modo de perspetivar a ciência médica[1]. Desta forma, o alvo de atuação deixou de ser exclusivamente o indivíduo doente para ser, de igual forma, a pessoa saudável. Para se poder obter uma prevenção eficaz é necessário determinar, em primeiro lugar, quais as pessoas que poderão vir a desenvolver determinada patologia. Nasceu, assim, o conceito de medicina preditiva, passo inicial mas imprescindível, para a implementação generalizada da medicina preventiva. Para alguns trata-se mesmo de uma das mais importantes consequências da análise do Genoma Humano, isto é aquilo que se convencionou chamar de Medicina dos 4Ps (*4P Medicine*): a possibilidade de implementar sistemática e articuladamente uma *Medicina Preditiva*, uma *Medicina Preventiva* e uma *Medicina Participativa*, contribuindo para uma nova filosofia segundo a qual o doente é um parceiro verdadeiramente ativo – porque geneticamente informado – sobre os cuidados de saúde que pode e deve receber, ou seja uma *Medicina Personalizada*[2].

---

[1] Cavalli-Sforza L, Cavalli-Sforza F: Quiénes Somos? Historia de la Diversidad Humana, Crítica, Grijalbo Mondadori, SA, Barcelona, 1994.

[2] Ainda que não exista tratamento eficaz para muitas doenças, esta estratégia, ao permitir uma adaptação progressiva à suscetibilidade em causa, poderia segundo os proponentes diminuir os níveis de ansiedade que se verificam nas famílias afetadas pela constatação de uma realidade que já era previsível. E, à luz de critérios de responsabilidade social, o sujeito poderá melhor planear o seu futuro e o do seu agregado familiar. Ver Juengst E, Flatt M, Settersten R: Personalized Genomic Medicine and the Rhetoric of Empowerment. The Hastings Center Report 42 (5); 2012: 34-40.

GENE*ÉTICA*

Dividirei este capítulo em três componentes essenciais abordando sequencialmente: a) Diagnóstico genético preditivo; b) Necessidade de um aconselhamento genético adequado, neutral e não diretivo; e c) O direito a não ser informado nomeadamente no que se refere à venda direta de testes genéticos ao cidadão.

I. Diagnóstico Genético Preditivo

No domínio das doenças genéticas, esta capacidade de previsão toma a forma de uma análise probabilística, dado existir grande variabilidade quanto ao grau de penetração da maioria das doenças monogénicas. Mais ainda, as doenças genéticas de expressão tardia sejam elas monogénicas ou multifatoriais podem manifestar-se em idades diferentes consoante o indivíduo afetado. Considera-se, de um modo geral, que existem pelo menos quatro situações distintas no que respeita à utilização desta tecnologia[3]:

1. Testes genéticos de diagnóstico (incluído o DPN e o DGPI);
2. Testes genéticos para a deteção do estado de heterozigotia (efetuados em pessoas saudáveis mas portadoras – heterozigóticas – para doenças recessivas);
3. Testes pré-sintomáticos (identificação do sujeito como portador, ainda que assintomático, do gene inequivocamente responsável por uma dada doença autossómica dominante de início tardio);
4. Testes genéticos preditivos (testes que permitem a deteção de genes de suscetibilidade, ou seja uma predisposição genética para uma dada doença com hereditariedade complexa e com início habitual na vida adulta).

Este capítulo refere-se, sobretudo, ao diagnóstico genético preditivo e aos testes pré-sintomáticos[4]. Isto é, trata-se da deteção de uma suscetibilidade acrescida para determinada doença e não de um diagnóstico efetivo da mesma. No âmbito da genética, a medicina preditiva suscita pelo menos duas questões fundamentais: a) tratando-se de pessoas incompetentes, como resolver o problema da ausência de consentimento informado; e b) determinar quais as patologias que, pela sua gravidade, devem ser objeto de rastreio sistemático. A título exemplificativo, é já hoje possível detetar-se a presença no genoma dos genes associa-

---

[3] Nunes R (Relator): Relatório/Parecer 43/CNECV/2004 sobre o Projeto de Lei Nº 28/IX Informação Genética Pessoal e Informação de Saúde, Documentação 9, Ano 2004, Conselho Nacional de Ética para as Ciências da Vida, Presidência do Conselho de Ministros, P. 23-43, Lisboa, 2004.
[4] Nuffield Council on Bioethics: Novel Techniques for the Prevention of Mitochondrial DNA Disorders: An Ethical Review, London, 15 June 2012.

dos à doença de Alzheimer que, de um modo geral, se manifesta após a terceira ou quarta década de vida.

Numa primeira observação, poder-se-ia inferir que não existe diferença substancial, no que respeita à obtenção de consentimento, entre a prática do diagnóstico genético para uma doença de manifestação tardia e uma outra já presente por ocasião deste diagnóstico. Essa diferença existe, porém, e é da maior importância[5]. Se a presunção do consentimento pode ser lícita no último caso, não o é, certamente, no primeiro. Se a qualidade de vida de um recém-nascido ou de uma criança com a síndrome de Lesch-Nyhan, por exemplo, é reconhecidamente pouco satisfatória, o mesmo raciocínio não é extrapolável para doenças de manifestação tardia que permitem longos anos de uma vida plenamente realizada. Trata-se da distinção entre diagnóstico e rastreio de uma suscetibilidade.

Mais ainda, o adulto, após pesar devidamente os riscos e benefícios da utilização de um teste desta natureza, se decidir optar pela sua realização, está a assumir pessoalmente os inconvenientes daí decorrentes. Não me parece legítimo, no entanto, efetuar este diagnóstico numa fase da vida na qual ainda não é possível o exercício do direito à autonomia pessoal. O que está em causa, então, é a deteção de um ou mais genes que estatisticamente se encontram associados com uma determinada doença e, em consequência, com uma expectativa de vida reduzida ou uma qualidade de vida diminuída. Em todo o caso, fatores ambientais são determinantes no despoletar da doença. Isto é, trata-se de testes de probabilidade e não de um diagnóstico de certeza. Sendo possível, deve respeitar-se o direito à autodeterminação de cada pessoa o que, no domínio da medicina preditiva, pode estar relacionado com o direito a não ser informado sobre a constituição genética individual. Os testes genéticos para doenças de manifestação tardia só devem ser oferecidos pelo geneticista clínico quando existir uma razoável probabilidade de prevenção ou de tratamento eficaz. Caso contrário, o doente pode não ter qualquer interesse em conhecer precocemente o resultado.

São já bem conhecidas, hoje, algumas das implicações da utilização indiscriminada de esta tecnologia:

1. Aumento da ansiedade;
2. Alteração da autoimagem;
3. Perturbação do ambiente familiar, estigmatização e discriminação social;
4. Violação do direito à privacidade individual.

---

[5] Archer L: Looking for New Codes in the Field of Predictive Medicine, *in* Ethics Codes in Medicine, Edited by Ulrich Trohler and Stella Reiter-Theil, Ashgate, Aldershot, 1998.

Na infância e adolescência, assim como no período pré-natal, pode estar em causa a não realização de testes genéticos para doenças de manifestação tardia. No entanto, o sentido de responsabilidade social para com as futuras gerações pode orientar as decisões reprodutivas num sentido contrário à vontade original.

Este imperativo tecnológico contrapõe-se, verdadeiramente ao princípio da autodeterminação. A sociedade deve ser esclarecida de que o conceito de normalidade inclui um amplo espectro de variação fenotípica individual, pelo que tentar uniformizar o património genético humano global, através do rastreio e eliminação de genes nocivos pode ser inaceitável. Decorre deste argumento que é fundamental determinar quais as doenças genéticas de manifestação tardia que devem ser inseridas num programa de rastreio generalizado. Alguns autores advogam que apenas aquelas doenças para as quais exista um tratamento eficaz devem ser integradas num programa de esta natureza. Na Venezuela, a título de exemplo, registou-se, uma taxa de suicídio de 8% entre os portadores assintomáticos do gene associado à doença de Huntington.

Porém, existe nos países ocidentais uma atmosfera propícia ao desenrolar de uma total autodeterminação no que respeita às escolhas reprodutivas. Um inquérito de opinião pública levado a cabo nos Estados Unidos da América revelou que 11% da população estaria na disposição de interromper voluntariamente a gravidez no caso de o feto ser portador de um gene associado a obesidade excessiva e 5% caso se tratasse da doença de Alzheimer. Uma solução possível para balizar este comportamento humano seria a constituição de uma lista positiva que inclua aquelas doenças genéticas, de manifestação precoce ou tardia, suscetíveis de originar um pedido de diagnóstico genético preditivo. Não se trata, segundo os seus proponentes, de uma tentativa de discriminar as pessoas já atingidas por estas doenças; trata-se, sim, de impedir o diagnóstico preditivo de algumas doenças genéticas de manifestação tardia, bem como a eliminação, através do diagnóstico pré-natal e subsequente abortamento, de fetos ou embriões portadores de genes associados a doenças de moderada gravidade.

O projeto internacional para sequenciar o genoma humano trouxe novas possibilidades terapêuticas em conjugação com a medicina preditiva. Mas, previamente ao desenvolvimento dessas terapêuticas existirá um enorme lapso de tempo durante o qual será apenas possível a deteção de determinado gene patológico. Cada novo teste de rastreio colocará uma plêiade de questões éticas, devendo estabelecer-se claramente quais os testes de execução sistemática. Sugeriu-se um "consentimento genérico" para obviar as inultrapassáveis barreiras de comunicação despertadas pela existência de uma enorme diversidade de alterações genéticas distintas. Está em causa a execução de testes genéticos para inúmeras doenças e suscetibilidades (*muliplex genetic testing*) e não apenas para uma doença em particular.

5. GENÉTICA PREDITIVA

Nesta perspetiva, caberia ao geneticista clínico selecionar os testes genéticos a efetuar, informando genericamente o doente prospetivo e sua família sobre quais as implicações pessoais e familiares de um resultado positivo. Desta forma ficaria à sua discrição propor o rastreio de doenças de manifestação tardia para as quais exista ou não possibilidade de tratamento (a título de exemplo, neoplasia do seio e do colon no primeiro caso e doença de Alzheimer no segundo). A situação pode tomar outros contornos quando ultrapassar a esfera de influência da genética clínica e for de aplicação mais ou menos sistemática na medicina geral ou familiar, competindo ao médico de família a difícil tarefa de dirimir estes conflitos e de selecionar os testes a ser efetuados. Mais ainda, quem deve esclarecer o doente prospetivo sobre os resultados e implicações dos testes genéticos preditivos? Recorde-se que se trata, na maioria dos casos, de testes para uma suscetibilidade aumentada para determinada doença genética.

Uma atitude mais razoável poderia ser a de efetuar este tipo de testes genéticos (para doenças de manifestação tardia) apenas quando existisse um risco familiar bem estabelecido. Em Portugal, esta estratégia está a ser seguida com sucesso na prevenção da doença de Machado-Joseph. Tal como no rastreio da doença de Huntington, este programa segue critérios clínicos e éticos bem estabelecidos, nomeadamente:

1. A existência de uma equipa pluri e transdisciplinar que estruture o projeto de uma forma consistente;
2. A necessidade de um aconselhamento genético intensivo e apropriado;
3. Uma avaliação psicológica e social que se desenrole ao longo de todo o programa.

Ainda que não exista tratamento eficaz para a doença em causa, esta estratégia, ao permitir uma adaptação progressiva à suscetibilidade em causa e à elevada probabilidade de ocorrência da doença, poderá diminuir os níveis de ansiedade que se verificam nestas famílias pela constatação de uma realidade que já era previsível. E, como já fiz alusão, a doutrina da responsabilidade social poderá implicar o dever do sujeito em conhecer o seu património genético para assim poder planear o seu futuro e o do seu agregado familiar.

Como refere Jeremy Rifkin no seu livro O Século da Biotecnologia "a meritocracia pode dar origem à genetocracia, podendo os indivíduos e as minorias étnicas e raciais ser progressivamente estereotipados pelo genótipo originando-se, assim, um sistema de castas biológicas em todos os países do mundo"[6]. O Conselho da Europa através da Convenção sobre Direitos Humanos e Biomedi-

---

[6] Rifkin J: The Biotech Century, Tarcher-Putnam, New York, 1998.

GENEÉTICA

cina afirma claramente que "os testes preditivos de doenças genéticas ... só podem ser efetuados por motivos de saúde ou para investigação científica ligada à saúde e acompanhados por aconselhamento genético apropriado"[7].

A aplicação de testes genéticos torna-se ainda mais problemática quando está em causa não o diagnóstico ou rastreio de uma doença, mas a seleção de caraterísticas humanas específicas como o sexo fetal. A determinação do sexo é uma das questões que os futuros pais colocam de imediato no início de uma nova gravidez. Contudo, o facto de ser possível não tem implicado, pelo menos no mundo de cultura ocidental, que os progenitores decidam interromper voluntariamente a gravidez apenas com o objetivo de selecionar intencionalmente o sexo do seu filho. O panorama pode alterar-se a curto prazo, dado que, no âmbito do diagnóstico genético pré-implantação (efetuado em programas de fertilização *in vitro*), a determinação do sexo é efetuada antes da transferência do embrião *in utero*, pelo que não se coloca a questão da interrupção de gravidez.

Deve salientar-se, também, que algumas doenças são criadas por um único gene tal como a fibrose cística ou a doença de Huntington. Mas, muitas doenças não são tão lineares. Por exemplo, a diabetes ou as doenças cardíacas podem ter na sua origem diferentes genes e o ambiente também desempenha um papel importante. A relação entre os genes e o comportamento é ainda mais complexo. É geralmente aceite que os genes têm alguma influência no comportamento e que múltiplos e diferentes genes o influenciam. Existem diferentes motivos pelos quais é tão difícil determinar que genes têm influência em traços comportamentais:

1. Mais do que um gene pode contribuir para um traço específico;
2. Muitos genes podem produzir um pequeno efeito;
3. Um gene pode influenciar mais do que um traço (por exemplo no rato, a memória e a sensibilidade à dor estão ligadas geneticamente);
4. A ação de um gene depende da presença de outros genes;
5. Fatores ambientais podem contribuir para um traço;
6. Genes e ambiente interagem de diferentes formas; e
7. Os genes não têm um efeito contínuo no nosso corpo ao longo de toda a nossa vida.

Pelo que se torna fundamental uma especial prudência no processo de aconselhamento genético dado que este tipo de informação é dificilmente percetível

---

[7] Convenção sobre os Direitos do Homem e a Biomedicina, aberta à assinatura dos Estados Membros do Conselho da Europa em Oviedo, em 4 de Abril de 1997 e o Protocolo Adicional que Proíbe a Clonagem de Seres Humanos, aberto à assinatura dos Estados Membros, em 12 de Janeiro de 1998 (Resolução da Assembleia da República nº 1/2001, Diário da República Número 2, I-Série, 3 de Janeiro de 2001).

5. GENÉTICA PREDITIVA

pela população pelo menos enquanto não existirem programas adequados de literacia genética na nossa sociedade.

II. Aconselhamento Genético

É hoje cientificamente aceite que o diagnóstico genético, nas suas múltiplas facetas, deve ser precedido por um esclarecimento de todas as circunstâncias que rodeiam a execução da técnica, assim como das consequências de um eventual resultado positivo[8]. A questão ética essencial, porém, para além de indicações questionáveis, prende-se com o grau e com a forma de envolvimento do conselheiro na tomada de decisão por parte do casal em risco genético. Parece ser intuitivo que a entrevista clínica, na sua globalidade, e, em particular, a comunicação dos resultados, deve ser do tipo comunicativo entre duas (frequentemente três) personalidades em diferentes estratos de conhecimento e autoridade. A relação clínica é, por natureza, desigual, devido, por um lado, ao escasso conhecimento científico do doente e, por outro, ao envolvimento emocional que a doença comporta.

Assim, neste caso em concreto, para além da aplicação do princípio da beneficência, o respeito pela dignidade humana obriga o conselheiro a lidar humanamente com os membros do casal em risco genético. "Humanamente", nesta perspetiva, é uma expressão que engloba uma dimensão psicológica bem evidente na relação entre conselheiro e aconselhado. Não está em causa apenas o conteúdo da mensagem transmitida mas sim a forma como esta transmissão é efetuada. O processo de aconselhamento genético tem sido perspetivado mais como uma condensação de uma vasta informação clínica do que, verdadeiramente, como o fornecimento de uma opinião ou de um conselho. Assim, por exemplo, a comunicação do risco de nascer uma criança afetada por uma determinada patologia parece ter preponderância relativamente à partilha de emoções e sentimentos contraditórios que o nascimento de um filho deficiente necessariamente origina.

A metodologia seguida no aconselhamento genético deve ter em consideração a dinâmica psicossocial associada ao nascimento de um filho deficiente ou a comunicação de outra notícia emocionalmente devastadora. O conselheiro deve ter a habilidade suficiente para tolerar, por parte do casal, as diferentes disposições de humor que possam sobressair ao longo de todo o processo de aconselhamento, bem como a paciência necessária para ouvir e compreender quaisquer dúvidas ou incompreensões. A comunicação verbal é, por excelência, a forma de

---

[8] Oliva-Teles N: The Sense of Responsibility in the Context of Professional Activities in Medical Genetics. Medicine, Health Care and Philosophy 14 (4); 2011: 397-405.

GENEÉTICA

pôr em prática essa relação interativa, fazendo sistematicamente apelo à utilização da linguagem. Sem uma forma adequada de linguagem seria impossível ao homem organizar e exprimir a sua perceção do mundo e da natureza. A afirmação corrente de que o aconselhamento genético deve ser neutral – não dirigido – deve ter em linha de conta que a forma verbal de apresentar uma questão (sejam ou não dados probabilísticos) influi ativamente na perceção de um problema e na consequente atitude decisional.

O aconselhamento genético deve comportar os seguintes patamares:

1. História clínica/diagnóstico no qual para além de se corrigir determinado diagnóstico clínico poderá estar em causa o diagnóstico pré-sintomático (doenças de manifestação tardia) e o diagnóstico de predisposições (neoplasias);
2. Prognóstico onde deve ser dilucidado o tipo de hereditariedade envolvido, sendo de realçar que outros tipos de hereditariedade que não a mendeliana podem estar em causa (*imprinting*, mitocondrial, etc;);
3. Cálculo de risco para doenças genéticas dominantes, não-mendelianas e mitocondriais;
4. Sugestão aos casais em risco diferentes opções reprodutivas (técnicas de procriação medicamente assistida e diagnóstico pré-implantação);
5. Contribuição para o aumento da literacia genética.

Outra vertente do aconselhamento genético é a importância para o casal em tomar conhecimento do risco genético em que está a incorrer. De facto, a interpretação subjetiva de risco – que implica o conhecimento de dados probabilísticos sobre o assunto em referência – é um fator predominante na tomada de decisões. O modo como cada pessoa analisa estes dados e, posteriormente, sintetiza uma conclusão quanto à sua própria perceção de risco, está sujeito a uma considerável variação pessoal. Globalmente, a perceção de risco para o sujeito, e seu escalonamento em termos de gravidade relativa, é inferior aquele apercebido pelo conselheiro. Importa que o modo de transmissão verbal do risco probabilístico de ocorrência de determinada doença genética não desperte angústia no(s) sujeito(s), mas que procure transmitir uma mensagem de tranquilidade e de esperança (é diferente comunicar a um casal que tem 25% de probabilidades de ter um filho afetado ou que tem 75% de probabilidades de ter um filho dentro dos limites da normalidade). Torna-se imperativo uma especial sensibilidade por parte do conselheiro para não originar sentimentos de angústia e de desespero por parte dos progenitores.

De igual forma, ao desvendar qual dos pais é o responsável pela transmissão da alteração genética, o conselheiro pode gerar uma tensão psicológica insustentável entre os membros do casal, ao suscitar uma recriminação, ainda que inconsciente, por parte do elemento não afetado. Assim, a comunicação deve ser gradual e progressiva, devendo o conselheiro esperar que seja o próprio casal a sugerir o seu desvendamento. Importa reconhecer, então, as idiossincrasias individuais, evitando um clima de mútua responsabilização pelo aparecimento deste infortúnio. Uma implicação deste facto é que seja concedido tempo suficiente para uma análise dos dados apreendidos e para que possa ser finalmente obtida uma resposta verdadeiramente racionalizada. Ao dirigir a sua atenção para o risco de ocorrência de determinada alteração genética, o conselheiro pode não se aperceber que o casal deseja outra abordagem do problema, nomeadamente a discussão das questões relacionadas com o nascimento de um filho deficiente.

Parece-me fundamental que o conselheiro tome consciência das verdadeiras preocupações do casal que recorre a uma consulta de genética clínica e que não se limite a comunicar riscos probabilísticos[9]. Mais ainda, o risco genético, ao ser considerado como natural é frequentemente bem tolerado por parte da população, comparativamente à perceção da mesma probabilidade de ocorrência de um acontecimento artificial e mal controlado. Não obstante, a possibilidade de transmitir um defeito à descendência acompanha-se, frequentemente, de uma diminuição da autoestima, com o consequente aparecimento de sentimentos de culpa pessoal por este facto. O aconselhamento genético deve ter, também, como finalidade diminuir o estigma associado à deficiência, contribuindo positivamente para um incremento da valorização social do deficiente.

Em suma, o conselheiro deve auscultar pacientemente as preocupações do casal, aconselhando-o de uma forma mais consentânea com as suas reais aspirações. A verdadeira eficácia do processo de aconselhamento deve ser determinada de uma forma objetiva através da recolha de opiniões dos aconselhados acerca da influência que este aconselhamento teve na ponderação dos fatores que originaram uma decisão final.

Outra questão pertinente refere-se à atitude que o geneticista clínico deve assumir durante todo o processo de aconselhamento. A noção de "neutralidade relativa" veio progressivamente ultrapassar o paternalismo como ideologia predominante no aconselhamento genético. Várias causas contribuíram para este desiderato mas o respeito pelo direito à autodeterminação pessoal e, em menor medida, o receio de litígio judicial foram, talvez, as mais determinantes. Esta postura atua mais como um modo de proceder do que, verdadeiramente, como um princípio substantivo. Isto é, a neutralidade por parte do conselheiro apenas nos informa qual o agente que deve tomar uma decisão final, mas nada nos diz sobre

---

[9] Nordgren A: Responsible Genetics, Kluwer Academic Publishers, Dordrecht, 2010.

GENEÉTICA

a bondade da ação em si mesma. Nos países de influência ocidental a atitude do conselheiro tem sido, genericamente, a de informar com a maior precisão possível, e não a de convencer ou persuadir. Este aconselhamento, não dirigido segundo os valores do conselheiro, tem sido, nesses países, o pilar de atuação na genética clínica.

Ao revelar a possibilidade de ocorrência de uma doença genética deve ter-se em consideração a vertente psicológica das relações interpessoais. Não se trata apenas do tipo de informação que é fornecida ao casal, mas, também, do modo como esta informação é veiculada. Os factos devem ser comunicados com uma total privacidade e com tempo suficiente para uma plena compreensão da realidade científica. Após a realização dos testes de diagnóstico, a comunicação do resultado (positivo ou negativo) deve ser rapidamente efetuada de modo a que a ansiedade caraterística desta situação seja minimizada ao máximo. A tomada de decisão, no âmbito do aconselhamento genético, depende sempre da ponderação dos riscos de ocorrência de determinada doença genética com base numa análise probabilística. A mera transmissão verbal da probabilidade estatística coloca, *per se*, um dilema ético, ao originar uma situação de conflito entre os princípios do respeito pela autonomia reprodutiva do casal e o de não causar intencionalmente qualquer dano.

Porém, outras circunstâncias podem, de igual forma, despertar sentimentos contraditórios por parte do conselheiro e questionar o princípio da neutralidade no aconselhamento genético. Algumas de entre estas devem merecer uma particular atenção no decurso de uma avaliação de rotina:

1. Comunicação do estado de portador assintomático para determinada doença genética;
2. Descoberta acidental de uma falsa paternidade;
3. Seleção de sexo;
4. Pedido de intervenção disgénica;
5. Determinação de um genótipo XY numa mulher infértil.

Inquéritos internacionais têm demonstrado que a maioria dos geneticistas clínicos omitiria estes achados para não perturbar o ambiente familiar do casal. Da mesma forma, a descoberta acidental de um cariótipo fetal XYY pode originar uma atitude discriminatória, ou mesmo um pedido de interrupção voluntária de gravidez por parte dos pais, devido a especulações científicas não comprovadas que associam esta constituição cromossómica a um perfil antissocial. Não obstante, o direito à verdade tem sido reconhecido como um pilar fundamental na genética clínica. A natureza fiduciária da relação com o sujeito assenta no respeito pela autodeterminação pessoal, na promessa implícita de fidelidade, e na sua natureza contratual. Nalguns casos selecionados o geneticista pode abster-se de prover esta informação, com base no princípio da beneficência, ou seja, materializando o conceito clássico de "deceção benevolente" (nem sempre se trata de mentira, mais frequentemente de omitir informação).

III. Direito a Não Ser Informado

Como já se referiu, pode mesmo invocar-se o direito a não tomar conhecimento de determinados achados genéticos, ou, observado noutra perspetiva, da probabilidade estatística de ocorrência de determinada enfermidade. A função dos direitos associados ao exercício da liberdade individual pode ser a de proteger determinados interesses, o que pressupõe, neste caso, a existência de um interesse pessoal em não conhecer determinados dados genéticos a respeito de si próprio[10].

De facto, os testes genéticos preditivos têm já hoje aplicações que ultrapassam a esfera de atuação da Medicina. Refiro-me, nomeadamente, à utilização de testes preditivos[11]:

1. No domínio laboral (na seleção de trabalhadores com um perfil genético específico)[12];
2. Como critério de admissibilidade para a execução de apólices de vida ou de saúde;
3. Na seleção de comportamentos específicos no âmbito escolar e universitário.

Pelo que se deve questionar se uma pessoa pode ser compelida a efetuar testes genéticos nestas e outras circunstâncias sem o seu conhecimento ou mesmo contra a sua vontade. Por exemplo, os testes genéticos efetuados pelas empregadoras, pelas seguradoras, e para efeito de adoção devem estar em consonância com os princípios internacionalmente aceites nesta matéria e já invocados, em particular a Declaração Internacional sobre Dados Genéticos Humanos. Como já se referiu

---

[10] Também nos Estados Unidos da América o Senado aprovou em 2003 um diploma legal – *The Genetic Information Non-discrimination Act (S.1053)* – que pretende salvaguardar o direito fundamental de qualquer cidadão a não ser discriminado em razão da sua constituição genética. Está especificamente interdita a utilização deste tipo de informação por parte das empregadoras e seguradoras.

[11] A utilização de testes preditivos no âmbito da medicina coaduna-se com uma visão mais alargada do âmbito da intervenção médica designada por medicina preventiva. Este ramo da medicina compreende a medicina preditiva (ou predizente) pelo que a utilização de informação genética é um ato entre o médico e o seu titular remetendo para uma visão mais abrangente da própria medicina.

[12] Nunes R, Melo H: Genetic Testing in the Workplace: Medical, Ethical and Legal Issues, Law and the Human Genome Review, 13; 2000: 119-142.

GENEÉTICA

previamente, pode invocar-se o interesse de cada cidadão em não tomar conhecimento de determinados achados genéticos.

Também no âmbito da saúde ocupacional se deve reafirmar o princípio ético de que o principal objetivo do exercício profissional neste contexto (incluindo a medicina do trabalho) é o de salvaguardar a saúde dos trabalhadores e promover um meio ambiente de trabalho seguro e saudável. Pelo que se infere, tal como consta no Código Internacional de Ética para os Profissionais de Saúde Ocupacional[13] que "os resultados dos exames só devem transmitir-se à direção em relação à aptidão para o trabalho previsto ou às limitações necessárias e num ponto de vista médico na distribuição de tarefas ou na exposição a riscos ocupacionais". Deve, portanto, separar-se claramente o exercício da saúde ocupacional, e os deveres profissionais neste âmbito, da comunicação da informação genética a terceiros, designadamente com o consentimento do utente, por exemplo no âmbito da fármaco-genética.

De facto, o direito à privacidade pretende proteger a liberdade individual, delimitando uma zona da vida privada virtualmente inacessível a qualquer intromissão externa. Assim, a confidencialidade do ato clínico está contida neste conceito mas não a esgota, sendo uma das vertentes de maior aplicação prática. A manutenção da confidencialidade dos dados genéticos obtidos durante uma consulta de aconselhamento é, talvez, um dos maiores dilemas que se colocam ao conselheiro genético. Quando o geneticista se apercebe de que alguns dados genéticos podem ser úteis para os familiares do doente em estudo (a título de exemplo a deteção de um gene associado a uma doença dominante autossómica a parentes do primeiro grau ou a deteção de um gene associado a uma doença genética transmitida pelo cromossoma X às irmãs da mulher grávida), tem sido prática corrente persuadir o doente a comunicar esses dados aos familiares em risco.

Contudo, colocam-se algumas questões de natureza ética quando um ou ambos os membros do casal se recusam a permitir essa comunicação. Ao conselheiro compete determinar:

1. Qual o motivo que levou o doente a tomar essa posição;
2. Quais as consequências para a medicina e para a genética clínica resultante da quebra do segredo profissional;
3. Se é legítimo prescindir do consentimento e comunicar aos familiares em risco a probabilidade de aparecimento de determinada doença;
4. Se os familiares devem ser informados contra a sua vontade do risco de aparecimento de determinada alteração genética.

---

[13] Código Internacional de Ética para os Profissionais de Saúde Ocupacional, International Commission of Occupational Health (ICOH), Segurança nº 136; 1999: 33-35.

5. GENÉTICA PREDITIVA

A responsabilidade social decorre da existência de deveres interpessoais. Assim, parece poder deduzir-se que todo o cidadão tem o dever de ajudar o seu semelhante em caso de necessidade, o que implica, no caso em análise, o dever de comunicar a terceiros qualquer circunstância que possa pôr em causa a sua saúde ou integridade física. Por este motivo, compete ao doente a tarefa de informar os seus familiares do risco que eles, ou a sua descendência, terão de ser atingidos por determinada doença genética. Esta responsabilidade parece ser geralmente bem compreendida e assumida embora se possa verificar, esporadicamente, uma situação problemática. Aos familiares compete, de igual forma, a responsabilidade de aceitar essa informação, desde que ela seja, presumivelmente, para seu benefício. Esta responsabilidade deve restringir-se ao plano dos princípios e normas éticas, sendo pouco razoável a pretensão de constranger legalmente a sua comunicação. Mais ainda, vislumbram-se situações em que seria desproporcionada a informação dos familiares, como, por exemplo, a comunicação de uma doença ligada ao cromossoma X a uma grávida portadora de um feto do sexo masculino com sete ou oito meses de gestação.

No âmbito da genética preditiva, será possível detetar doenças genéticas de manifestação tardia, doenças que carecem, na atualidade, de qualquer possibilidade de tratamento. Nestas circunstâncias, parece inevitável que caiba aos profissionais de saúde a responsabilidade de dar essa informação a pessoas que, *a priori*, não solicitaram esse diagnóstico. A principal objeção à quebra do segredo profissional por parte do geneticista clínico, para além da privacidade individual que é um valor e um direito em si mesmo, é o reflexo negativo desta atitude na moralidade interna da medicina e da genética e na forma como estas ciências são socialmente perspetivadas. De facto, se for permitido ao médico ou ao geneticista desvendar algum tipo de informação a respeito do doente, ainda que de uma forma limitada, nada garante ao cidadão comum que esses limites não possam ser arbitrariamente dilatados. Assim, um argumento consequencialista deve ser adicionado à nossa tese, uma vez que é do interesse geral que a confidencialidade do ato clínico seja preservada dentro de limites éticos estabelecidos.

A privacidade e a intimidade da vida privada são dois valores especialmente acarinhados nas sociedades ocidentais, só podendo ser perturbados por um motivo de força maior. Só um interesse público ou privado verdadeiramente relevante pode legitimar a violação desses direitos. A prevenção de determinados crimes pode ser englobada nesta última perspetiva sendo, eventualmente, um dever e não uma opção. Fica por determinar se o interesse dos familiares em tomar conhecimento de determinados dados genéticos relativos ao caso *index* se enquadra neste conceito de interesse público ou privado legítimo. Às associações profissionais cabe a tarefa de esclarecer a sociedade quais os limites do segredo profissional e qual o âmbito do direito à privacidade individual.

GENEÉTICA

Por outro lado, a informação e o aconselhamento apropriados são igualmente essenciais no atinente à venda direta de testes genéticos ao público, emergindo progressivamente um consenso de que os testes genéticos relacionados com a saúde, com a finalidade preditiva, não devem ser oferecidos para venda direta ao consumidor, mas sendo no entanto fundamental clarificar alguns aspetos relacionados com esta prática. De facto, se estivessem cumpridos em Portugal os requisitos internacionalmente aceites nesta matéria, nomeadamente os propostos pelo *American College of Medical Genetics*, as restrições de natureza ética seriam consideravelmente atenuadas[14]. Se estiver garantido o aconselhamento genético apropriado, se o consumidor for cabalmente esclarecido quanto ao valor preditivo dos testes genéticos, se existir evidência científica disponível sobre a efetividade clínica dos testes e se o laboratório estiver devidamente acreditado e certificado pelas autoridades reguladoras competentes, então o livre acesso dos consumidores a testes genéticos preditivos poderia enquadrar-se no exercício do direito à autodeterminação individual. E, portanto, no princípio do respeito pela autonomia da pessoa.

Mais ainda, na perspetiva do princípio da justiça – enquanto equidade no acesso à saúde – são necessários estudos de impacto económico credíveis para extrair alguma conclusão sólida sobre os verdadeiros custos envolvidos, nomeadamente no que se refere a uma procura induzida pela oferta. Isto é, importa determinar se a venda direta de testes genéticos implica ou não custos indiretos a suportar pela sociedade (externalidades). Por outro lado, e de acordo com a doutrina da igualdade equitativa de oportunidades, só seria injusta a venda direta de testes genéticos preditivos se essa prática afetasse os estratos mais desfavorecidos da população que, pelo seu baixo nível de rendimento, não pudessem aceder a esta tecnologia. Porém se, como tudo indica, estes testes estiverem também disponíveis no Serviço Nacional de Saúde, a venda direta pode até libertar recursos e assim melhorar as condições de acesso dos mais desfavorecidos aos serviços de saúde. Mesmo numa perspetiva utilitarista ter-se-ia que demonstrar que o interesse público seria prejudicado com a venda direta, o que não é razoável supor dado que se trata essencialmente de uma informação da esfera privada do indivíduo. Ou seja, numa sociedade democrática e pluralista, compete a cada cidadão fazer as suas escolhas desde que estas não colidam com interesses legítimos de terceiras partes. De facto, a proibição da venda direta ao público e aos consumidores de testes genéticos preditivos pode configurar-se como uma intromissão na esfera da autonomia pessoal.

---

[14] American College of Medical Genetics: ACMG Statement on Direct-to-Consumer Genetic Testing, April 7, 2008, www.acmg.net

5. GENÉTICA PREDITIVA

Porém, a ponderação dos valores éticos em causa – nomeadamente a autonomia individual *versus* considerações de beneficência e de não-maleficência face aos riscos potenciais – sugere alguma precaução no que se refere ao acesso a uma tecnologia que não se encontra adequadamente regulada no nosso país[15]. Daí a importância de um aconselhamento genético apropriado para que a sua execução seja sempre efetuada através da mediação por um profissional com preparação adequada na matéria.

Em síntese, a pessoa humana não se reduz ao seu património genético. Qualquer forma de determinismo genético é, assim, inconsistente com uma visão personalista da vida e das relações humanas, sendo a pessoa humana mais do que a soma algébrica do genoma e do ambiente. Existe um efeito multiplicador nesta inter-relação dado que a pessoa humana é sempre uma realidade autónoma que se vai lentamente transformando nela própria de um modo verdadeiramente singular[16].

---

[15] Nunes R: Declaração de Voto a Propósito do Parecer 56/CNECV/08 sobre Venda Direta de Testes Genéticos ao Público, Documentação 12 – Ano 2007-2008, Conselho Nacional de Ética para as Ciências da Vida, Presidência do Conselho de Ministros, Lisboa, 2008.
[16] Nunes R: A Identidade Genética, Cadernos de Bioética 22; 2000: 3-15.

6. Bases de Dados Genéticos

Ao longo dos últimos anos tem-se assistido à criação de bases de dados genéticos em diversos países europeus, com diferentes objetivos e estratégias. Também, em Portugal, a criação de bases de dados com estas caraterísticas deve ser ponderada no quadro dos valores mais representativos da nossa sociedade. De facto, a constituição de bases de dados genéticos – nomeadamente de perfis de ADN – é hoje uma prática corrente em inúmeros países europeus, tendo mesmo o Conselho da União Europeia sugerido a todos os Estados-Membros a sua criação em Junho de 1997.

De facto, a elevada especificidade dos testes genéticos[1] permite através da análise dos perfis de ADN (Ácido Desoxirribonucleico) identificar uma determinada pessoa, sendo esta tecnologia hoje designada por *"DNA-fingerprint"* ou seja, uma verdadeira "impressão digital" genética. De salientar, que a utilização destes perfis de ADN pode contribuir para vários fins, mas por exemplo no âmbito da investigação criminal, serve não apenas para incriminar os responsáveis por crimes de elevada gravidade e recorrência mas, também, para ilibar pessoas injustamente acusadas de crimes que nunca cometeram. Por outro lado,

---

[1] Pode distinguir-se entre:
a) Testes genéticos de diagnóstico;
b) Testes genéticos para a deteção do estado de heterozigotia (efetuados em pessoas saudáveis mas portadoras – heterozigóticas – para doenças recessivas);
c) Testes pré-sintomáticos (identificação do sujeito como portador, ainda que assintomático, do gene inequivocamente responsável por uma dada doença autossómica dominante de início tardio);
d) Testes genéticos preditivos (testes que permitem a deteção de genes de suscetibilidade, ou seja uma predisposição genética para uma dada doença com hereditariedade complexa e com início habitual na vida adulta).

e no quadro da identificação civil, a tecnologia genética permitiu já no passado a reunificação de famílias há muito separadas, quer pela emigração, quer pela violência de determinados regimes totalitários.

Por base de dados genéticos entende-se qualquer registo, informatizado ou não, que contenha informação genética sobre um conjunto de indivíduos ou famílias (incluindo os dados decorrentes da informação proteómica), tendo já uma proteção adequada na legislação portuguesa. Está em causa o armazenamento e utilização de resultados de testes genéticos e não de amostras biológicas (sangue, ADN) sendo importante distinguir entre perfis eletroféticos de bandas (*DNA-Fingerprints*), SNPs (*Single Nucleotide Polymorphisms*) de zonas não codificantes e resultados de testes para a deteção de genes de suscetibilidade ou determinantes da ocorrência de doença[2].

Assim, existe algum consenso de que é ética e socialmente justificável a sua constituição com ambas as finalidades[3]. Para fins de investigação criminal – e partindo do pressuposto que se teve em consideração a gravidade do crime cometido – o bem comum é suficientemente relevante para se justificar alguma compressão de direitos básicos dos cidadãos, tal como o direito à privacidade individual. Porventura menos percetível para o cidadão comum, contudo, é o interesse público da criação de uma base de perfis de ADN para identificação civil, dado que o seu interesse principal é observável em situações limite, potencialmente catastróficas, tal como um terramoto ou um atentado terrorista de amplas dimensões. Porém, numa perspetiva mais abrangente, trata-se de um importante investimento social em homenagem a valores especialmente acarinhados na nossa sociedade, tal como o dever de respeitar todos os corpos não identificados. Deve notar-se que ainda hoje as exéquias fúnebres são particularmente valorizadas no plano social e religioso.

Mais ainda, os estudos de impacto económico existentes mostram que, pelo menos numa fase inicial, os custos materiais da constituição de uma base com estas caraterísticas são irrisórios face a avultados investimentos nacionais de duvidoso benefício social. A otimização da capacidade instalada nos organismos públicos responsáveis pela base de dados contribui para a proporcionalidade entre os benefícios e os custos envolvidos na sua criação e manutenção[4]. Deve

---

[2] *DNA Fingerprints*: Perfis eletroféticos de bandas com aplicação potencial, entre outros, em provas de paternidade ou em processos de identificação para fins civis ou criminais. Ver a este propósito Archer L: Da Genética à Bioética, Coletânea Bioética Hoje nº 11, Gráfica de Coimbra, Coimbra, 2006.

[3] Nunes R: Declaração de Voto a Propósito do Parecer 52/CNECV/07 sobre o Regime Jurídico da Base de Dados de Perfis de ADN, Documentação 12 – Ano 2007-2008, Conselho Nacional de Ética para as Ciências da Vida, Presidência do Conselho de Ministros, Lisboa, 2008.

[4] Em Portugal esta responsabilidade está a cargo do Instituto Nacional de Medicina Legal.

6. BASES DE DADOS GENÉTICOS

salientar-se que o registo na base de perfis de ADN para identificação civil deve ser voluntário e somente após prestação de consentimento expresso para o efeito. E, numa democracia plural, tal como se deve respeitar o direito daqueles que legitimamente recusem integrar esta base de dados, deve aceitar-se que aqueles cidadãos que têm um entendimento diferente possam aderir a este projeto de um modo livre, informado e esclarecido.

Em síntese, a criação de uma base de dados de perfis de ADN para fins de identificação civil e de investigação criminal é um sinal de modernidade do nosso país e de maturidade da nossa democracia. Contudo, deve existir a preocupação de reforçar os mecanismos de controlo e supervisão desta base de dados, de modo a tranquilizar a sociedade sobre a hipotética utilização da tecnologia genética para fins menos claros e transparentes. Nomeadamente no quadro de legislação específica que já existe sobre esta matéria – Lei nº 12/2005, de 26 de Janeiro, Lei sobre Informação Genética Pessoal e Informação de Saúde[5], e a Lei nº 5/2008 de 12 de Fevereiro, Lei que Aprova a Criação de uma Base de Dados de Perfis de ADN para Fins de Identificação Civil e Criminal.

Para além destes instrumentos importa ter em consideração as disposições normativas em vigor sobre a problemática da colheita, conservação, processamento e uso de produtos biológicos (incluindo a informação genética) de que se podem destacar, a Carta dos Direitos Fundamentais da União Europeia (nº 2 do Artigo 3º), a Declaração Internacional sobre Dados Genéticos Humanos[6] a Convenção sobre os Direitos do Homem e a Biomedicina[7], e ainda diversas resoluções do Conselho da Europa, da União Europeia, da OCDE, da UNESCO, da OMS e da European Society of Human Genetics. Em especial deve ter-se em atenção a Diretiva 2004/23/CE do Parlamento Europeu e do Conselho de 31 de março de 2004 relativa ao estabelecimento de normas de qualidade e segurança em relação à dádiva, colheita, análise, processamento, preservação, armazenamento e distribuição de tecidos e células de origem humana que foi já transposta para a ordem jurídica portuguesa (Lei nº 22/2007 de 29 de junho que Transpõe

---

[5] Relatório/Parecer 43/CNECV/2004 do Conselho Nacional de Ética para as Ciências da Vida sobre o Projeto de Lei nº 28/IX Informação Genética Pessoal e Informação de Saúde (Relator: Rui Nunes), Documentação 9, Ano 2004, Conselho Nacional de Ética para as Ciências da Vida, Presidência do Conselho de Ministros, P. 23-43, Lisboa, 2004.

[6] Aprovada por consenso em Paris na 32ª Sessão da Conferência Geral da UNESCO, a 29 de setembro – 7 de outubro de 2003.

[7] Convenção para a Proteção dos Direitos do Homem e da Dignidade do Ser Humano face às Aplicações da Biologia e da Medicina: Convenção sobre os Direitos do Homem e a Biomedicina, aberta à assinatura dos Estados membros do Conselho da Europa em Oviedo, em 4 de abril de 1997 (Resolução da Assembleia da República nº 1/2001, Diário da República Número 2, I-Série, 3 de janeiro de 2001).

GENE*ÉTICA*

Parcialmente para a Ordem Jurídica Nacional a Diretiva nº 2004/23/CE, do Parlamento Europeu e do Conselho, de 31 de março).

Este capítulo, ao abordar a dimensão ética das bases de dados genéticos pretende contribuir para uma reflexão aprofundada sobre aspetos ainda não consensualizados no que se refere à constituição de uma base desta natureza, nomeadamente na interface com a formação de bancos de produtos biológicos (incluindo ADN), para efeitos de diagnóstico, de tratamento e de investigação (bio-bancos). Aspetos relacionados com as bases de dados genéticos efetuadas para permitir a identificação civil ou a investigação criminal serão igualmente abordados na ótica dos direitos humanos fundamentais.

I. Objetivos de uma Base de Dados Genéticos

Desde o início da década de noventa que a comunidade científica internacional empreendeu a análise do Genoma Humano, um mega projeto com importantes benefícios não apenas no plano médico[8] mas, também, a outros níveis, tal como a agropecuária ou a ciência da computação. O facto do património genético humano se transmitir ao longo das gerações implica uma postura de profundo respeito perante a possibilidade da sua manipulação descontrolada. Assim, a comunidade humana é responsável pelo património genético de todos os seres humanos, incluindo o das gerações vindouras, pelo que se considera hoje o Genoma Humano como Património Comum da Humanidade[9].

À luz do princípio da precaução, a posição prevalecente tem sido a de considerar que a informação genética (informação sobre caraterísticas hereditárias de um, ou mais, indivíduos obtida por análise de ácidos nucleicos ou por qualquer outro método científico)[10], bem como a informação proteómica (informação sobre caraterísticas de proteínas de um, ou mais, indivíduos) devem estar sob a

---

[8] Benefícios previsíveis no que respeita ao diagnóstico e rastreio de doenças genéticas mas, também, no que se refere ao tratamento através da terapia génica humana. Ver Nunes R: Dimensões Éticas da Terapia Génica. Atas do IV Seminário do Conselho Nacional de Ética para as Ciências da Vida. Presidência do Conselho de Ministros, Imprensa Nacional Casa da Moeda, Lisboa, 1998.

[9] O genoma humano corresponde ao património genético de um ser humano, identificando-o com a espécie a que pertence. A identidade pessoal refere-se à complexa inter-relação entre o património genético individual – identidade genética – e influências ambientais, entre as quais se enquadram a educação, o ambiente familiar e social, a cultura, e outros fatores determinantes para o desenvolvimento integral da pessoa. Ver Nunes R: Arguição da Dissertação de Doutoramento em Direito subordinada ao tema Implicações Jurídicas do Projeto do Genoma Humano: Constituirá a Discriminação Genética uma Nova Forma de Apartheid? Themis VII (12); 2006:189-2002.

[10] Excluindo, nesta perspetiva, os testes de paternidade, os estudos de zigotia em gémeos, bem como o estudo das mutações genéticas somáticas do cancro.

6. BASES DE DADOS GENÉTICOS

esfera protetora da dignidade humana, qualquer que seja o meio pelo qual esta informação venha a ser obtida[11].

Porém, a realização de testes genéticos, ou seja procedimentos para detetar a presença, ausência ou alteração de um gene ou de um cromossoma, incluindo um teste indireto para metabolitos específicos, pode revelar-se extremamente útil no contexto clínico. Designadamente, quando oferecidos num programa específico para uma determinada população ou segmento populacional pretendendo-se detetar caraterísticas genéticas em indivíduos assintomáticos. De toda a evidência este rastreio genético tem um potencial ilimitado devendo ser efetuado nos termos da legislação nacional e internacional sobre direitos humanos.

Pode estar em causa a realização de rastreio neonatal que só tem legitimidade ética se a intervenção beneficiar diretamente o recém-nascido. Ainda que essa realização seja aceitável para indicações incontroversas (tal como o rastreio da fenilcetonúria ou do hipotiroidismo) deve ser obtido o consentimento expresso para a realização de análises de ADN. *A fortiori* com a introdução do rastreio alargado recorrendo ao *Tandem-Mass* (espectrómetro de massa), através do qual é possível despistar um vasto elenco de doenças raras para as quais existe tratamento farmacológico ou dieta específica. Nomeadamente, aminoacidopatias (fenilcetonúria, hiperfenilalaninemias, leucinose), doenças do ciclo da ureia (acidúria argininossuccínica, citrulinemia), acidúrias orgânicas (acidúria propiónica, metilmalónica, isovalérica, 3-hidroxi-3metilglutárica, glutárica tipo I), doenças da β-oxidação mitocondrial dos ácidos gordos (MCAD, LCHAD, VLCAD, CPTI, CPTII). Porém, no caso do rastreio de doenças para as quais não exista presentemente tratamento ou prevenção, afigura-se como ilegítima a realização do rastreio neonatal mesmo com consentimento parental.

Neste contexto, a criação de bases de dados genéticos deve merecer uma proteção adequada na legislação portuguesa e parece razoável que sempre que possível devem ser mantidas e supervisionadas por um médico geneticista e, na sua ausência, por outro médico com a qualificação adequada para o efeito.

Também no plano internacional a constituição de bases de dados genéticos tem gerado alguma controvérsia designadamente quando, em Dezembro de 1998, o Parlamento da Islândia aprovou uma lei (*Health Sector Database Act*) que autorizava o Ministro da Saúde a conceder uma licença exclusiva a uma empresa norte-americana (*deCode Genetics*) para criar uma base de dados com informação proveniente dos processos clínicos de todos os cidadãos islandeses. A aprovação em sede parlamentar procurou obter não apenas a legitimidade formal necessária

---

[11] Ver Nunes R, Melo H, Nunes C: Genoma e Dignidade Humana, Coletânea Bioética Hoje nº 5, Gráfica de Coimbra, Coimbra, 2002.

GENEÉTICA

(de acordo com os proponentes tratou-se da obtenção de consentimento comunitário) mas, também, a ratificação da doutrina do consentimento presumido na recolha de informação pessoal dos processos clínicos (ainda que exista a hipótese de dissentimento através do preenchimento do formulário apropriado – *optingout* – modalidade semelhante à existente em Portugal na transplantação de órgãos).

Porém, deve salientar-se que, de acordo com este diploma legal, a recolha e processamento de dados genotípicos na Islândia carece de consentimento específico, e devidamente esclarecido. Está em causa a possibilidade de cruzar a informação médica existente e reuni-la numa base de dados centralizada – *Icelandic Healthcare Database* – com informação genotípica e mesmo genealógica. E, deste modo, criar novas oportunidades para o estudo e a investigação das interações entre os genes e o ambiente na patogénese das doenças humanas gerando novas modalidades de tratamento.

Importa, também no nosso país, não apenas promover um amplo debate na sociedade portuguesa sobre esta temática mas, igualmente, definir claramente quais as normas ético-jurídicas que devem ser respeitadas na constituição de uma base desta natureza. Por maioria de razão, se estiver também em causa a colheita de sangue, de outros produtos biológicos e a obtenção de amostras de ADN para testes genéticos. O que implica, de acordo com a Declaração Internacional sobre Dados Genéticos Humanos, a regulamentação da colheita, processamento, utilização e armazenamento de produtos biológicos. Deve ficar bem patente, porém, se o objetivo da constituição de uma base de dados é de natureza clínica (incluindo a investigação), ou se também se pretende a sua concretização para efeitos de medicina forense (processos cíveis, processos criminais ou outros procedimentos legais). Desde que, naturalmente, consistente com o direito nacional e internacional sobre direitos humanos.

No atinente aos bancos de produtos biológicos (bio-bancos), ou seja "qualquer repositório de amostras biológicas ou seus derivados, com ou sem tempo delimitado de armazenamento, quer utilize colheita prospetiva ou material previamente colhido, quer tenha sido obtido como componente da prestação de cuidados de saúde de rotina, quer em programas de rastreio, quer para investigação, e que inclua amostras que sejam identificadas, identificáveis, anonimizadas ou anónimas"[12] são exigíveis critérios éticos ainda mais estritos para a sua constituição. Em especial se estiver em causa o armazenamento de células de dadores que não prestaram consentimento válido e eficaz.

---

[12] Lei nº 12/2005, de 26 de janeiro, Lei sobre Informação Genética Pessoal e Informação de Saúde.

6. BASES DE DADOS GENÉTICOS

Mas, questiona-se cada vez mais os limites ético-jurídicos das bases de dados genéticos e dos bio-bancos, dado o seu crescimento exponencial nos últimos anos. O número, a diversidade e a dimensão dos bancos de produtos biológicos crescem em paralelo, frequentemente sem informação adequada dos doadores de material biológico. No limite todas as pessoas serão, de alguma forma, "participantes" numa variedade de projetos de investigação desconhecidos e para os quais não prestaram consentimento esclarecido. Por exemplo, os tecidos remanescentes de uma cirurgia, desde que anonimizados, são frequentemente utilizados para investigação, e quando o consentimento é obtido é geralmente "em branco", ou seja de tal modo genérico que não especifica os objetivos concretos a que se destina o produto biológico (finalidade).

Assim, o enquadramento ético da constituição de bases de dados genéticos e de bio-bancos deve ter como referencial o Direito à Doação Informada[13] que implica que seja providenciada informação reiterada (*ongoing information*) sobre a utilização de produtos biológicos, nomeadamente quando essa investigação coloque sérias reservas do ponto de vista ético e social. E, sempre que o sujeito o solicite, a sua amostra deve poder ser excluída do bio-banco (*opting-out*), o que implica um rigoroso controlo e uma enorme transparência (*accountability*) das relações existentes entre o bio-banco e as equipas de investigação que utilizam os produtos biológicos e a informação genética.

II. Enquadramento Ético e Valores Sociais
A constituição de uma base de dados genéticos e, por maioria de razão, a colheita, o processamento, a conservação e a utilização de material biológico, devem inscrever-se não apenas no quadro dos valores mais representativos da nossa sociedade[14] mas, também, nas normas éticas e deontológicas[15] dos profissionais de saúde que tiverem a incumbência de lidar com este tipo de material. Seguidamente apresentam-se aqueles princípios que devem ser respeitados no contexto da criação de uma base de dados genéticos ou de um banco de produtos biológicos na sequência da Declaração Internacional sobre Dados Genéticos Humanos[16].

---

[13] Tomlinson T: Respecting Donors to Biobank Research. The Hastings Center Report 43 (1); 2013: 41-47.

[14] Nunes R: Os Valores e a Sociedade Plural. *In* Dependências Individuais e Valores Sociais. Coletânea Bioética Hoje nº 7, Gráfica de Coimbra, Coimbra, 2004.

[15] Por exemplo, o Código Deontológico dos Médicos ou o Código Internacional de Ética para os Profissionais de Saúde Ocupacional (International Commission of Occupational Health (ICOH), Segurança nº 136; 1999: 33-35).

[16] International Declaration on Human Genetic Data adopted unanimously and by acclamation at UNESCO's 32nd General Conference on 16 October 2003.

II-a) Autonomia e Privacidade

Com a afirmação do princípio do respeito pela autonomia está em causa a consagração do conceito de que cada ser humano deve dispor das condições básicas para se autorrealizar. Este direito à liberdade de autodeterminação da pessoa, em genética, pode estender-se a familiares do caso *index*, ou seja pode referir-se ao princípio da "autonomia familiar". Assim, a colheita de material biológico, bem como o processamento e armazenamento posterior deste material, carecem de consentimento informado, livre e esclarecido, sendo o aconselhamento genético um imperativo profissional. Se, nos termos da lei, qualquer cidadão tem o direito a ser informado sobre a sua saúde pode, igualmente, configurar-se neste contexto um direito a não ser informado sobre a sua constituição genética individual.

Inúmeras disposições éticas e jurídicas reafirmam a necessidade de obtenção de consentimento esclarecido[17], nomeadamente a Convenção sobre Direitos Humanos e Biomedicina, ou a Carta dos Direitos Fundamentais da União Europeia que determina no artigo 3º (Direito à integridade do ser humano) dever ser respeitado no domínio da medicina "o consentimento livre e esclarecido da pessoa, nos termos da lei". De igual modo o Código Penal aprovado pelo Decreto-Lei nº 400/82, de 23 de setembro, pune no artigo 156º as intervenções e tratamentos médico-cirúrgicos realizados sem o consentimento do paciente, que só é considerado eficaz, de acordo com o disposto no artigo seguinte, se o paciente tiver, em princípio, sido devidamente esclarecido sobre o diagnóstico e a índole, alcance, envergadura e possíveis consequências dos mesmos.

De facto, é hoje aceite que a colheita de produtos biológicos deve ser precedida por um esclarecimento das circunstâncias que rodeiam a execução da técnica, assim como das consequências de um eventual resultado positivo. A constituição de uma base de dados genéticos e/ou de um banco de produtos biológicos deve estar em conformidade com a doutrina do consentimento informado do sujeito e quando tal não for possível do seu legítimo representante (geralmente os pais no caso das crianças). No caso de se tratar de um adolescente este deve ser envolvido no processo de decisão de acordo com a sua maturidade pessoal (recorde-se que, de acordo com o Código Penal, a partir dos 16 anos de idade o adolescente deve prestar o assentimento para qualquer ato médico-cirúrgico).

---

[17] A doutrina do consentimento informado pressupõe que o sujeito esteja competente para decidir e que goze de capacidade para o efeito. Isto é, que disponha da capacidade intelectual mínima, bem como do grau de consciência necessário para decidir sobre o melhor curso de atuação. Ver Nunes R: Obrigações Profissionais e Regras de Conduta. Olhar o Presente, Projetar o Futuro. *In* Direitos do Homem e Biomedicina, Universidade Católica Editora, Lisboa, 2003.

6. BASES DE DADOS GENÉTICOS

Mais ainda, e sempre que possível, este consentimento expresso deve tomar a forma escrita para melhor materialização da prova.

Como já se referiu, por informação genética[18] entende-se a informação sobre as caraterísticas hereditárias de um, ou mais, indivíduos, obtida por análise de ácidos nucleicos ou qualquer outro método científico. Existem duas grandes dimensões éticas a considerar. Por um lado, a informação genética de natureza médica (ou de saúde) destinando-se à investigação científica ou à utilização em cuidados de saúde. Por outro, a informação genética para fins de identificação civil ou de investigação criminal.

No atinente à colheita e processamento de informação genética no âmbito da saúde, para além dos pressupostos gerais da atuação médica, deve salientar-se o pressuposto ético e jurídico de que o consentimento livre e esclarecido deve ser separado no que respeita à execução de testes genéticos no âmbito assistencial e, por outro lado, para fins de investigação, podendo ser revogado a qualquer momento em ambos os casos. Mais ainda, deve constar no documento de informação a finalidade da colheita e o tempo de conservação do material biológico. Porém, no contexto da saúde, a formação de uma base de dados ou de um banco de produtos biológicos deve depender sempre de uma decisão médica e apenas se deve aceitar amostras em resposta a um pedido de profissionais de saúde e não do próprio ou da sua família. Em qualquer circunstância deve ser obtido o consentimento esclarecido para a colheita de produtos biológicos, estando verificadas as condições em que é legítima a utilização desta informação para fins de investigação científica (incluindo estudos epidemiológicos e amostras de sangue seco em papel obtidas em rastreios neonatais). Tratando-se de métodos ainda em fase experimental, deve explicar-se com clareza os benefícios previsíveis (para o próprio e para a sociedade), bem como os tratamentos prospetivos, reforçando a noção de que estando ainda numa fase experimental a possibilidade terapêutica é apenas hipotética.

Em circunstâncias excecionais, e precedido de um parecer positivo de uma comissão de ética para a saúde (CES)[19], ou, no caso de se tratar de uma base de alcance nacional, de parecer prévio da Comissão de Ética para a Investigação Clí-

---

[18] Nunes R: A Identidade Genética. Cadernos de Bioética nº 22; 2000: 3-15.

[19] As Comissões de Ética para a Saúde têm, de acordo com o ordenamento jurídico português, uma dupla função. Por um lado, apreciar e dar parecer sobre projetos de investigação (incluindo ensaios clínicos de medicamentos para uso humano). Por outro, intervir no âmbito dos cuidados de saúde analisando os dilemas éticos que possam surgir neste contexto. Nalguns países existem mesmo Comissões de Ética Clínicas. Ver Nunes R: Clinical Ethics Committees. Council of Europe and Ministry of Labour, Health and Social Affairs of Georgia, Tbilisi, 2003: 48-57.

GENE*ÉTICA*

nica[20], poderá ser admissível a constituição de uma base de dados adotando a lógica do consentimento presumido. Porém, as comissões de ética devem ser particularmente cautelosas no que se refere à autorização de ensaios clínicos de fármaco-genética[21] onde se pretenda constituir uma base de dados genéticos sem consentimento específico e individualizado para o efeito. De facto, o princípio da não discriminação em razão do património genético, nomeadamente no acesso à saúde deve referir textualmente o direito de recusar a execução de testes genéticos no âmbito da fármaco-genética. E, também, que o exercício deste direito não deve influenciar a qualidade do atendimento médico, ainda que o medicamento em causa, se dependente de um teste genético, possa não ser administrado ao doente[22]. Com a agravante de que neste tipo de ensaio clínico o armazenamento de material biológico é efetuado geralmente por entidades com fins comerciais e com sede em países estrangeiros, logo fora da esfera de influência das autoridades de saúde portuguesas. Importa, então, regulamentar esta prática no nosso país de modo a evitar que direitos fundamentais dos cidadãos sejam subtilmente violados.

No plano ético, também complexa é a constituição de uma base de dados genéticos para fins de identificação civil ou de investigação criminal. Não existe, naturalmente, objeção de princípio à criação de uma base de dados genéticos para fins de identificação civil ou de investigação criminal. De facto, dada a reincidência de alguns tipos de crimes (por exemplo, de natureza sexual) ou, por outro lado, a possibilidade sempre existente de surgirem situações de catástrofe (a título exemplificativo, terramotos), estas bases de dados podem revelar-se no futuro de extrema utilidade. Porém, é desejável que pelo menos as bases de dados genéticos para fins de identificação civil cumpram com o requisito do consentimento expresso e esclarecido. Seria incompreensível se, a título de exemplo, se viesse a utilizar os registos efetuados em larga escala em Portugal no âmbito do rastreio e consequente diagnóstico da fenilcetonúria e do hipotiroidismo (ras-

---

[20] Organismo independente e pluridisciplinar criado pela Lei nº 46/2004, de 19 de Agosto, com a incumbência de – em articulação com as CES – assegurar a proteção dos direitos, da segurança e do bem-estar dos participantes em ensaios clínicos.

[21] Por fármaco-genética entende-se o estudo da variação genética que afeta a resposta a medicamentos. Prevê-se que tenha um papel importante na segurança e eficácia dos medicamentos para uso humano, associando-se ao conceito já referido de "medicina personalizada" Ver Nuffield Council on Bioethics: Pharmacogenetics. Ethical Issues. London, 2003.

[22] Trata-se do conceito de prescrição "*off-label*". Isto é, se um teste de fármaco-genética é parte integrante da autorização de comercialização e distribuição de um produto farmacêutico, é provável que o médico não prescreva este medicamento sob pena de colocar o doente em risco para determinado efeito lateral.

6. BASES DE DADOS GENÉTICOS

treio genético neonatal) para constituir uma base de dados genéticos na ausência de consentimento informado parental ou, no caso de adolescentes e maiores de idade, de consentimento informado do visado. Note-se que no processo de obtenção de consentimento para efetuar o rastreio genético neonatal deve ficar claro não apenas o objetivo da aplicação do teste de rastreio mas, igualmente, o destino a dar ao suporte em papel com a amostra sanguínea decorrente deste rastreio (princípio da finalidade).

Neste contexto, e estreitamente relacionado com o exercício da autonomia encontra-se o direito à privacidade individual. Este direito pretende salvaguardar a liberdade individual, delimitando uma zona da vida pessoal virtualmente inacessível a qualquer intromissão externa. O termo "privacidade" pode englobar quatro dimensões diferentes:

1. Privacidade Física, isto é a acessibilidade física limitada, de qualquer tipo, sem consentimento do interessado;
2. Privacidade Mental, ou seja a restrição de qualquer interferência ilegítima na mente ou na vontade da pessoa;
3. Privacidade Decisional, refere-se à liberdade no campo da escolha individual;
4. Privacidade Informacional, alcançada através da imposição de limites ao acesso não autorizado a informação de natureza individual.

Este direito implica o rigoroso cumprimento do segredo profissional por parte de todos os agentes envolvidos no tratamento dos dados pessoais, biológicos, ou genéticos, bem como o arquivamento escrupuloso do processo clínico individual, independentemente do suporte em que se encontre (convencional ou informático). No quadro do exercício do direito à privacidade é interdito pela lei portuguesa o armazenamento de material biológico humano não anonimizado por parte de entidades com fins comerciais[23].

Deste modo, a informação individual de saúde ("todo o tipo de informação direta ou indiretamente ligada à saúde, presente ou futura, de uma pessoa, quer se encontre em vida ou tenha falecido, e a sua história clínica e familiar"[24]) deve ser tratada no mais escrupuloso respeito por este direito fundamental recordando

---

[23] O conceito de "entidade com fins comerciais" não é claro. Porém, em minha opinião o princípio fundamental é o de que existindo uma ou mais instituições envolvidas no processo de constituição de uma base de dados ou de um banco de produtos biológicos deve ser claramente definido o papel de cada um dos intervenientes sendo que a "instituição mãe" não deve ter como objetivo primacial o "comércio", ou seja, a obtenção de lucro.

[24] Lei nº 12/2005, de 26 de janeiro – Lei sobre Informação Genética Pessoal e Informação de Saúde.

GENEÉTICA

que existe no nosso país legislação pertinente sobre esta matéria – Lei nº 67/98 de 26 de outubro – Lei de Proteção de Dados Pessoais[25]. De facto, esta lei ao definir dados pessoais como "qualquer informação, de qualquer natureza e independentemente do respetivo suporte, incluindo som e imagem, relativa a uma pessoa singular identificada ou identificável (titular dos dados)" parece omitir deliberadamente a questão da propriedade efetiva da informação de saúde e dos dados clínicos registados. Note-se, porém, que ainda de acordo com a Lei de Proteção de Dados Pessoais qualquer pessoa tem o direito de acesso a estes dados ainda que por interposta pessoa (médico escolhido pelo titular dos dados).

Sendo a informação genética referente a caraterísticas hereditárias de um, ou mais, indivíduos, é por vezes no melhor interesse de terceiras partes – familiares, incluindo descendentes – ter acesso a esta informação. Ponderando o direito à privacidade individual com o dever de prestar auxílio a quem dele necessita, existe algum consenso de que interesses privados legítimos (prevenção de doenças ou minimização do seu impacto) justificam alguma flexibilidade por parte dos profissionais de saúde envolvidos no sentido de permitir o acesso à informação genética do caso *index* por parte dos familiares envolvidos. Parece ser razoável, então, a disposição já constante na legislação portuguesa de permitir esta plausibilidade, protegendo adequadamente o tratamento desta informação nomeadamente no que respeita ao acesso, segurança e confidencialidade dos dados.

Ou seja, deve ser salvaguardada a possibilidade dos familiares tomarem conhecimento de determinados dados genéticos relativos ao caso *index*. Sendo aceitável a referência constante na Lei sobre Informação Genética Pessoal e Informação de Saúde de que "Todos os parentes em linha direta e do segundo grau da linha colateral podem ter acesso a uma amostra armazenada, desde que necessário para conhecer melhor o seu próprio estatuto genético, mas não para conhecer o estatuto da pessoa a quem a amostra pertence ou de outros familiares". É fundamental, porém, que as associações profissionais esclareçam cabalmente a sociedade sobre os limites do segredo profissional e qual o âmbito do direito à privacidade individual.

Assim, não parece ser relevante a referência ao conceito de propriedade do material biológico, desde que esteja salvaguardado o acesso do dador (e da família) aos dados que lhe dizem direta ou indiretamente respeito. Compete obviamente aos médicos e investigadores o dever de proteger os direitos e interesses

---

[25] Lei nº 67/98 de 26 de outubro – Lei de Proteção de Dados Pessoais (transpõe para a ordem jurídica portuguesa a Diretiva nº 95/46/CE, do Parlamento Europeu e do Conselho, de 24 de outubro de 1995, relativa à proteção das pessoas singulares no que diz respeito ao tratamento dos dados pessoais e à livre circulação desses dados).

6. BASES DE DADOS GENÉTICOS

das pessoas a quem pertence a informação, bem como de zelar pela conservação e integridade do banco de produtos biológicos. Ao Ministério da Saúde e à Ordem dos Médicos compete a tarefa de proceder à certificação e de promover os processos de garantia de qualidade deste tipo de banco (bio-banco).

II-b) Equidade e Solidariedade

Todas as pessoas têm o direito à proteção da saúde e o dever de a defender e promover. Porém, num sistema aberto a procura de cuidados de saúde será sempre superior à oferta[26], e dado o custo dos testes genéticos (e, por maioria de razão, da constituição de uma base de dados genéticos), importa estabelecer critérios claros, transparentes e democráticos de priorização na saúde[27].

Quando se pretende garantir o acesso equitativo de toda a população aos testes genéticos importa relevar a expressão, aliás constante na Lei de Bases da Saúde "nos limites dos recursos humanos, técnicos e financeiros disponíveis"[28]. Está em causa a convicção de que, à luz da doutrina da dignidade humana, nenhum cidadão pode ser discriminado em razão da sua doença ou do seu património genético no acesso aos cuidados de saúde, ainda que uma determinada classe de meios de diagnóstico ou de tratamento possa ser excluída devido a restrições económicas do sistema. No entanto, a decisão de excluir uma determinada modalidade de diagnóstico ou de tratamento deve ser tomada no quadro de instituições com legitimidade para o efeito e de acordo com o princípio da *public accountability*[29]. Ou seja, devem ser claros e transparentes os métodos e os processos que originaram essa decisão[30].

Pelo que a constituição de uma base de dados genéticos não deve nem privilegiar nem discriminar nenhuma classe particular de cidadãos, devendo os bene-

---

[26] Nunes R: Regulação da Saúde, Vida Económica, Porto, 2009.

[27] Nunes R, Rego G: Prioridades na Saúde. McGraw-Hill, Lisboa, 2002.

[28] De facto, de acordo com a Lei de Bases da Saúde (Lei nº 48/90, de 24 de agosto), Base I, "A proteção da saúde constitui um direito dos indivíduos e da comunidade que se efetiva pela responsabilidade conjunta dos cidadãos, da sociedade e do Estado, em liberdade de procura e de prestação de cuidados, nos termos da Constituição e da Lei. O Estado promove e garante o acesso a todos os cidadãos aos cuidados de saúde nos limites dos recursos humanos, técnicos e financeiros disponíveis". Também a Convenção sobre os Direitos do Homem e a Biomedicina se pronuncia sobre esta temática, designadamente no seu Artigo nº 3º: "As Partes tomam, tendo em conta as necessidades de saúde e os recursos disponíveis, as medidas adequadas com vista a assegurar, sob a sua jurisdição, um acesso equitativo aos cuidados de saúde de qualidade apropriada".

[29] Nunes R, Brandão C, Rego G: Public Accountability and Sunshine Healthcare Regulation. Health Care Analysis, 19 (4) 2011: 352-364.

[30] Nunes R, Rego G: Priority Setting in Health Care: A Complementary Approach. Health Care Analysis (2013) DOI: 10.1007/s10728-013-0243-6.

GENEÉTICA

fícios ser acessíveis a toda a população. Decorre desta asserção o princípio do não-patenteamento de genes e sequências nucleotídicas. De facto, não tem sido habitual na esfera do direito biomédico o reconhecimento do direito de propriedade de células, tecidos ou órgãos humanos. Pelo que, no quadro da aceitação do Genoma Humano como Património Comum da Humanidade, não é aceitável o patenteamento do património genético humano.

Mas, importa compatibilizar esta perspetiva com o princípio da liberdade de investigação. Ou seja, a autonomia individual pode exprimir-se através da curiosidade pelo conhecimento, caraterística específica do ser humano. Assim, desde que respeite os direitos humanos, a investigação deve ser considerada não apenas como uma prerrogativa individual, mas, também, como uma mais-valia no plano social. Um pressuposto ético, que não pode ser negligenciado, é o direito à liberdade de investigação, desde que este direito não entre em conflito com outros mais valorizados socialmente, como o da inviolabilidade da integridade física e mental de um ser humano.

Parece ser de grande pertinência, por seu turno, a inclusão na lei de regras específicas no que respeita à investigação sobre o genoma humano e a terapia celular, pelas caraterísticas especiais de que se reveste este tipo de investigação. Nomeadamente, deve ser referida a problemática da responsabilidade social para com as gerações futuras. Contudo, e na esteira do conceito de património comum da humanidade atrás expendido, deve ficar claro perante a comunidade científica nacional e internacional o princípio do livre acesso da comunidade científica aos dados emergentes da investigação sobre o genoma humano (informação proveniente de projetos de investigação financiados por fundos públicos ou privados), bem como o imperativo dos investigadores partilharem este conhecimento.

Em todo o caso, e antecipando a possibilidade de implementação de uma verdadeira medicina regenerativa, importa que os benefícios decorrentes da existência de bancos de produtos biológicos, em particular de células estaminais, sejam de acesso equitativo a toda a população. Pelo que, ainda que se aceite, em princípio, a concorrência económica no domínio da saúde, os produtos biológicos devem ser conservados essencialmente em bancos públicos e de preferência com uma grande diversidade de amostras representando o maior número possível de tipos de HLA (de acordo com a diversidade étnica da população portuguesa), dado que a proliferação de bancos privados, ao privilegiar o benefício individual, diminui a solidariedade intercomunitária. É neste enquadramento axiológico que em Espanha – ao contrário de Portugal – não é permitida a constituição de bancos privados de células estaminais do cordão umbilical existindo, ao invés, um banco público de acesso universal.

Em síntese, se é certo que os interesses da ciência enquanto tal não se devem sobrepor aos interesses do indivíduo e aos seus direitos fundamentais, a consti-

6. BASES DE DADOS GENÉTICOS

tuição de bases de dados genéticos e de produtos biológicos podem revestir-se de enorme interesse no futuro, pelo que devem ser implementadas políticas que promovam a solidariedade entre os cidadãos de modo a que todos possam vir a usufruir dos benefícios da sua criação.

III. Células Estaminais do Cordão Umbilical

Existe hoje a possibilidade de se proceder à colheita e criopreservação de células estaminais provenientes do sangue do cordão umbilical de recém-nascidos, técnica que tem suscitado preocupações de natureza ética e jurídica, sendo importante efetuar uma reflexão objetiva sobre o alcance e limitações desta tecnologia[31].

As células estaminais, tendo o potencial de se diferenciar em todos os tipos de células, tecidos, ou órgãos, representam um passo importante na evolução científica da medicina, abrindo novas perspetivas terapêuticas para algumas doenças que afligem o ser humano e que até ao presente não encontram solução efetiva de tratamento. Este tipo de célula pode ser encontrado em diversos órgãos humanos, e em diferentes fases do desenvolvimento ontogénico, desde o embrião, ao recém-nascido e até em pessoas adultas. Assim, não restam dúvidas sobre o seu benefício potencial para a espécie humana – no plano terapêutico e no da investigação científica – para a atual e para as futuras gerações. Porém, deve ter-se em atenção que se deve respeitar os valores e os princípios éticos estatuídos nas convenções internacionais, sobretudo no que respeita à salvaguarda dos direitos fundamentais dos cidadãos. Mais ainda, qualquer que seja a solução proposta pelas entidades que dinamizem este procedimento, pode estar em causa a constituição de um banco de produtos biológicos humanos, independentemente do país da União Europeia onde seja efetuada a preservação de células estaminais.

De facto, ao longo dos últimos anos tem-se assistido à criação de bancos de produtos biológicos em diversos países europeus, com diferentes objetivos e estratégias. Também em Portugal a criação de um banco com estas caraterísticas deve ser ponderada no quadro dos valores mais representativos da nossa sociedade, designadamente a dignidade da pessoa humana. Convém desde logo efetuar uma distinção, que parece ser da maior relevância, entre uma base de dados genéticos e um banco de produtos biológicos. A criação de um banco desta natureza merece, à luz do princípio da precaução, uma apreciação tão ou mais cuidadosa que a constituição de uma base de dados genéticos.

---

[31] Ver Recomendação Nº R/01/ERS/05 sobre a Colheita e Conservação de Células Estaminais do Sangue do Cordão Umbilical de Recém-nascidos (Relatores: Rui Nunes et al), Entidade Reguladora da Saúde, Porto, 2005 (www.ers.pt).

A posição prevalecente tem sido a de considerar que importa, também no nosso país, não apenas promover um amplo debate na sociedade sobre esta temática mas, igualmente, definir claramente quais as normas ético-jurídicas que devem ser respeitadas na colheita de células estaminais e na consequente constituição de um banco de produtos biológicos. Por maioria de razão, se estiver também em causa a colheita de sangue e a obtenção de amostras de ADN para testes genéticos. O que implica, de acordo com a Declaração Internacional sobre Dados Genéticos Humanos, a regulamentação eficaz da colheita, processamento, utilização e armazenamento de produtos biológicos, o que se antevê desde logo com a respetiva diretiva comunitária.

Assim, parece ser razoável que a técnica de colheita de sangue do cordão umbilical e o armazenamento de células estaminais num banco de produtos biológicos, esteja em conformidade com este enquadramento axiológico, sendo importante também a discussão dos aspetos jurídicos envolvidos. A atividade que se concretiza no isolamento e crio-conservação de células estaminais do sangue do cordão umbilical do recém-nascido, levada a cabo por algumas empresas a laborar em Portugal, levanta problemas ético/jurídicos que importa analisar, com vista ao seu cabal esclarecimento.

Sabe-se que estas empresas desenvolvem uma atividade que pode classificar-se como de prestação de serviços nessa área, envolvendo a comercialização de um "pacote" composto por:

1. Fornecimento de um *Kit* para recolha de células estaminais a partir do sangue do cordão umbilical do recém-nascido;
2. Transporte do material recolhido para um laboratório, efetuado por um terceiro, onde essas células serão isoladas e crio-conservadas;
3. Isolamento e crio-conservação das células estaminais.

Podem identificar-se vários sujeitos intervenientes nesta relação, aparentemente simples, entre os pais (mãe) do bebé e a empresa prestadora deste serviço. A empresa, em troca do pagamento de um determinado montante (preço global), fornece aos pais um *Kit*. Este vai-lhes permitir, no momento do parto, efetuar a recolha de células estaminais, com vista à sua criopreservação. Fazem-no com a convicção de que poderão vir a ser utilizadas, permitindo curar algumas doenças e melhorar a qualidade de vida do seu filho. O ato de dispensa do *Kit* para recolha de células estaminais não se trata de um ato médico propriamente dito. Para isso deve verificar-se a existência de outro interveniente nesta relação complexa: o médico obstetra. Outro interveniente ainda é o laboratório com quem a empresa trabalha, em parceria, (o que é diferente de ser a própria empresa). Deve igualmente ser considerado como interveniente o estabelecimento de saúde onde ocorre o parto e, consequentemente, a recolha das células.

6. BASES DE DADOS GENÉTICOS

As entidades em causa propõem-se prestar um serviço na área da saúde, necessitando, por isso, de um suporte legal que, pelo menos, estabeleça os requisitos mínimos, quer substantivos quer procedimentais, relativos ao licenciamento, funcionamento e fiscalização. Certas questões merecem particular cuidado, nomeadamente a especificação dos requisitos de licenciamento, designadamente ao nível dos meios técnicos e equipamentos envolvidos na recolha das células, no seu transporte, armazenamento e conservação, e dos meios ou recursos humanos exigidos (por exemplo, e desde logo, a constituição e composição das equipas médicas, de enfermagem, de técnicos superiores de saúde, etc.)[32].

As células estaminais presentes no cordão umbilical após transplantação para um dador compatível têm o potencial de repovoar a medula óssea do recetor sendo uma fonte importante de células sanguíneas. Tratando-se de células imunologicamente imaturas não despertam o mesmo tipo de rejeição das células de medula óssea do adulto. Mais ainda, a caraterística nuclear deste tipo de célula é a sua pluripotencialidade, pelo que, supostamente, podem diferenciar-se em distintas linhas celulares. Assim, não é de estranhar que existam a nível mundial algumas centenas de bancos de células estaminais do cordão umbilical (**QUADRO I**).

QUADRO I
Banco de Células Estaminais do Cordão Umbilical – Perspetiva Ética

I. POTENCIAIS BENEFÍCIOS:

1. PARA TERCEIROS (Transplante Heterólogo): Utilizado quando não existe dador HLA compatível. Tratamento de anemia aplástica, leucemias, linfomas, etc.;

2. PARA O PRÓPRIO (Transplante Autólogo): Benefício comprovado no caso de adultos cujas células estaminais foram colhidas do seu sangue periférico. Ainda sem benefício determinado no caso de recém-nascidos. Trata-se de um "Seguro de Vida" na expetativa de que essas células venham a ter utilidade clínica para o próprio ou para a sua família;

3. PARA A SOCIEDADE: Pretende-se estimular a investigação biomédica e contribuir para a criação de uma rede de alta tecnologia neste domínio (biotecnologia e biofarmacêutica) criando linhas celulares para transplantação.

II. CARATERÍSTICAS: Colheita fácil e associada a um risco mínimo para a mãe e para o recém-nascido. Fácil armazenamento (nitrogénio líquido a -196º C) e disponibilidade. Não é necessário o mesmo grau de compatibilidade HLA do que o exigido com as células de medula óssea.

---

[32] Opinion of the European Group on Ethics in Science and New Technologies to the European Commission. Ethical Aspects of Umbilical Cord Blood Banking, 16 March 2004.

III. Investigação em Curso: No domínio da diabetes, doenças cardíacas (enfarte agudo do miocárdio, por exemplo), esclerose múltipla, doença de Parkinson, demência de Alzheimer, entre outros.

IV. Promotor:

1. Sem Fins Lucrativos (Público ou Privado): Garantia de transparência, solidariedade, não-comercialização (de células, tecidos, órgãos, incluindo gâmetas);

2. Privado com Fins Lucrativos (Comercial): A possibilidade da exploração comercial e da venda de células estaminais humanas limita a sua concretização. Porém, representam cerca de 25% destes bancos à escala global.

V. Situação Portuguesa: No nosso país já foi criado um banco público de células do cordão[33]. Existem, também, alguns bancos privados para utilização futura (do próprio dador) de células estaminais criopreservadas. Estão em curso desde Julho de 2003 diversos programas de colheita e conservação de células estaminais do cordão umbilical de recém-nascidos (com consentimento parental) para utilização numa fase posterior da vida caso exista essa necessidade. Porém, de momento, não existe evidência científica do benefício desta prática no plano terapêutico. Após a venda de um *Kit* especial a equipa obstétrica procede à colheita de sangue do cordão e/ou placenta.

VI. Rede Europeia: A globalização científica no âmbito da saúde, e partindo do pressuposto que o genoma humano é muito semelhante entre todos os seres humanos, tem originado uma prática de partilha dos benefícios das células estaminais em toda a Europa (*Netcord Foundation*). Antevê-se estreita colaboração internacional neste domínio.

Assim, parece ser desejável que algumas recomendações específicas sejam seguidas nesta matéria:

1. No processo de divulgação e de apresentação pública desta intervenção médica, nomeadamente através da Internet ou de folhetos explicativos, a informação a prestar aos casais que recorrem a esta técnica deve ser clara e precisa,

---

[33] Foi criado em Portugal um banco público, sem fins lucrativos, centralizado, que pretende coordenar a nível nacional a colheita e distribuição deste tipo de células de acordo com a patologia em causa. O Banco Público de Células do Cordão Umbilical – LusoCord é o único banco público português de criopreservação de células do cordão umbilical. Ao optar por doar as células do bebé a este banco público, a doação fará com que as células fiquem disponíveis para qualquer doente compatível que delas venha a necessitar, em Portugal ou no estrangeiro. Neste caso, não existe qualquer garantia de que as células estejam disponíveis no futuro para o próprio dador.

6. BASES DE DADOS GENÉTICOS

evitando o recurso a linguagem técnica ou a termos médicos. Os casais devem ser cabalmente esclarecidos sobre os presumíveis benefícios das células estaminais provenientes do sangue do cordão umbilical do nascituro;

2. A obtenção de consentimento informado, livre e esclarecido é uma obrigação ética e um dever jurídico que impende sobre todos os intervenientes neste processo, com especial acuidade para os médicos ou enfermeiros envolvidos na colheita de sangue do cordão umbilical do nascituro. Em nenhum caso devem ser discriminadas as mães portadoras da infeção pelo VIH ou Hepatite B;

3. Deve constar do documento de informação a finalidade da colheita, os presumíveis benefícios, o tempo de conservação e o destino a dar ao material biológico, findo o período previsto no contrato de prestação de serviços;

4. Os operadores (empresas dedicadas a esta atividade) devem comprovar inequivocamente a qualidade dos atos praticados, desde logo a acreditação ou certificação dos laboratórios (nacionais ou internacionais) envolvidos na criopreservação de células estaminais. Por maioria de razão quando se prevê que estas células sejam conservadas durante mais de duas décadas;

5. A garantia de qualidade deve ser demonstrada através da publicitação dos processos de acreditação ou certificação e do envio à Entidade Reguladora da Saúde da documentação comprovativa destes procedimentos;

6. No caso de a técnica ser utilizada em hospitais púbicos (independentemente do modelo de gestão envolvido) deve existir autorização expressa do conselho de administração e do diretor de serviço onde a técnica é utilizada. Mais ainda, devem ser determinados os custos da utilização desta técnica para o hospital (mão de obra, tratamento de resíduos, etc.) e estes devem ser suportados pela empresa promotora;

7. Devem ser definidos os níveis de responsabilidade de todas as partes envolvidas, dado que, quer a utilização da técnica (colheita de sangue), quer o manuseamento de produtos biológicos tem sempre algum risco (ainda que reduzido) de acidente, tanto para o utente como para os profissionais de saúde envolvidos (acidente de trabalho de médicos, enfermeiros, auxiliares de ação médica, etc.). Neste sentido deve ser padronizado o termo de responsabilidade por parte dos casais;

8. As agências responsáveis pelo início e acompanhamento da atividade devem monitorizar eficazmente os operadores em causa. Tratando-se o *Kit* de colheita de sangue do cordão de um dispositivo médico deve determinar-se se este se encontra, ou não, de acordo com a legislação nacional e comunitária que regulamenta a sua utilização. Mais ainda, deve apurar-se se estão, ou não, reunidas as condições para o licenciamento da atividade dado que se trata de empresas que prestam serviços na área da saúde;

GENEÉTICA

9. Deve a Comissão Nacional de Proteção de Dados Pessoais confirmar se o armazenamento num laboratório de células estaminais proveniente do sangue do cordão umbilical de recém-nascidos se enquadra – nos termos da Lei nº12/2005 de 26 de janeiro de 2005 (Informação Genética Pessoal e Infirmação de Saúde) – no conceito de Banco de Produtos Biológicos.

Em síntese, a constituição de uma base de dados genéticos deve afirmar claramente o primado do ser humano, e da sua dignidade, como fundamento da sociedade plural e do Estado de Direito. Assim, a investigação científica neste domínio não deve nunca contribuir para a discriminação ou a estigmatização de nenhuma pessoa[34]. De facto, se por estigmatização se entender marcar, rotular ou descreditar alguém ou alguma comunidade por uma caraterística particular, então a generalização dos testes genéticos pode refletir e mesmo reforçar as atitudes negativas da sociedade para com a pessoa portadora de deficiência. A fortiori, quando a tecnologia genética permite, de facto, que algumas deficiências sejam socialmente consideradas como uma questão de escolha e não de destino. Pelo que deve evitar-se esta tendência reforçando a noção de que a qualidade de vida é independente de qualquer forma de determinismo genético.

Em todo o caso a criação de uma base de dados genéticos e a constituição de um banco de produtos biológicos deve apenas ter lugar em laboratórios nacionais (ou estrangeiros) que pautem a sua atividade por princípios técnicos e éticos bem estabelecidos. Desde logo, cumprindo com os mais rigorosos critérios de qualidade neste domínio de atividade. Assim, as entidades que tenham criado uma base de dados genéticos ou um banco de produtos biológicos em Portugal devem solicitar a certificação e a acreditação pelas autoridades competentes nesta matéria. Porém, porque se trata, sobretudo, da colheita, processamento, conservação e uso de amostras biológicas ou de dados genéticos, a constituição de um banco de produtos biológicos – desde que devidamente certificado e acreditado no que respeita às normas de qualidade em vigor no nosso país – deve enquadrar-se no âmbito de um processo de verdadeira garantia total de qualidade.

Parece ser razoável que a constituição de uma base de dados genéticos e de um banco de produtos biológicos esteja em conformidade com critérios técnicos

---

[34] Na investigação que envolva seres humanos, incluindo a colheita, o processamento, o uso e o armazenamento de amostras biológicas humanas, deve ter-se em atenção os princípios éticos universalmente defendidos sobre a matéria designadamente os que constam no relatório *International Ethical Guidelines for Biomedical Research Involving Human Subjects*, (Geneva, 2002) produzido pelo Conselho para as Organizações Internacionais de Ciências Médicas (CIOMS) em colaboração com a Organização Mundial da Saúde.

6. BASES DE DADOS GENÉTICOS

e científicos bem determinados[35], pelo que a autorização prévia, dada pela Comissão Nacional de Proteção de Dados, pelo Ministério da Saúde e demais organismos reguladores da saúde, é uma pretensão que deve ser respeitada. Sempre na ótica da melhoria da qualidade assistencial do nosso sistema de saúde. Assim, no quadro da prestação de cuidados de excelência, a sugestão de constituir uma estrutura desta natureza encontra a sua legitimidade ética numa visão da saúde não apenas curativa mas sobretudo preventiva. Assim, a constituição de uma base de dados genéticos, bem como de um banco de produtos biológicos – nomeadamente de células estaminais – com uma finalidade terapêutica ou de investigação biomédica, é uma iniciativa aceitável dado que permitirá, também em Portugal, um avanço substancial do conhecimento científico. Sobretudo se efetuada por instituições sem fins comerciais[36] que disponibilizem os dados (não confidenciais) a todos aqueles que verdadeiramente necessitem.

A constituição de bases de dados genéticos para fins de identificação civil ou de investigação criminal merece também uma reflexão aprofundada quer no que respeita aos fundamentos para a sua criação quer sobre as condições da colheita e conservação de produtos biológicos. E, ao Estado Português compete sobretudo a função de controlo e supervisão – no plano técnico, ético, e da qualidade – garantindo a articulação com as redes internacionais que venham a surgir neste domínio e a proteção dos direitos inalienáveis dos cidadãos.

---

[35] Capron AM et al: Ethical Norms and the International Governance of Genetics Databases and Biobanks: Findings from an International Study. Kennedy Institute of Ethics Journal 19 (2); 2009: 101-124.

[36] Em princípio a constituição de um banco de produtos biológicos deve ser reservada a instituições públicas ou privadas sem fins lucrativos de modo a garantir a qualidade dos procedimentos utilizados e a universalidade no acesso aos benefícios decorrentes desta tecnologia. Ver European Group on Ethics in Science and New Technologies to the European Commission. EGE Opinion nº 11 on The Ethical Aspects of Tissue Banking (21 July 1998).

7. Diagnóstico Pré-natal

Nas sociedades plurais e secularizadas é reconhecido o direito dos casais de tomar decisões informadas sobre a reprodução e mecanismos de a controlar. Este amplo campo de manobra no que respeita às escolhas reprodutivas fundamenta-se no princípio do respeito pela autodeterminação individual. O diagnóstico pré-natal da doença genética, porém, ao acarretar frequentemente decisões drásticas e irreversíveis, merece uma reflexão aprofundada. *A priori* é imperiosa a obtenção de um consenso sobre o que se entende por vida e por vida humana, na dimensão ética e jurídica, dado que, frequentemente, a opção do casal é a de interromper voluntariamente a gravidez de um feto portador de uma anomalia genética. O problema poderá tomar contornos diferentes se a própria sociedade – velada ou explicitamente – considerar imperativo o abortamento de fetos portadores de deficiências genéticas graves. Esta compulsão sociológica para o abortamento é, na perspetiva de alguns filósofos utilitaristas, uma obrigação de natureza moral.

Mas pode igualmente considerar-se que não existe um direito a nascer saudável e que a consagração deste direito violaria os mais básicos direitos da mãe colocando-a numa situação potencialmente adversativa e destruindo a relação com o seu filho. Isto é, alguns setores da sociedade consideram que a mãe deve ser considerada apenas como "administradora" do feto competindo-lhe a tarefa de o proteger, devendo, caso não esteja disposta a assumir a maternidade pósnatal, providenciar para que a sociedade acolha plenamente este novo elemento da nossa espécie. A sociedade, por seu turno, deve estar preparada para esta eventualidade conferindo a este novo ser humano, desde logo, todos os direitos sociais inclusive o de dispor de uma estrutura parental.

Qualquer que seja a perspetiva adotada, porém, o exercício do direito à autonomia individual pressupõe um amplo e leal esclarecimento do casal, por parte de profissionais de saúde competentes, de todos os riscos envolvidos no diagnós-

GENEÉTICA

tico pré-natal, além das consequências mais prováveis das várias escolhas reprodutivas. Regra geral, estas decisões envolvem uma profunda reflexão por parte dos pais prospetivos, sendo frequente a necessidade de apoio psicológico especializado. Por parte da equipa de saúde, tem sido prática corrente uma razoável imparcialidade, exceto, eventualmente, em algumas situações limite. A escolha sexual, possível na atualidade, poderá implicar uma posição distinta por parte do conselheiro, obrigando-o a repensar a "neutralidade" do aconselhamento genético. Neste e noutros contextos, tal como no disgenismo, o médico deve poder sempre fazer apelo ao seu legítimo direito à objeção de consciência, não podendo ser compelido a agir contra os valores éticos da sua profissão.

Aceita-se hoje que as questões éticas colocadas pelo diagnóstico pré-natal da doença genética surgem não ao nível das técnicas de diagnóstico, *per se*, mas ao nível das nossas atitudes e escolhas como seres humanos. Aos olhos do cidadão comum, está por definir o estatuto do embrião humano. Pode argumentar-se que apesar de se reconhecer que o embrião humano não é portador das caraterísticas mentais que definem filosoficamente uma pessoa, possui um dinamismo interno e um potencial para se tornar numa pessoa pelo que, como tal deve ser respeitado. Isto é que, desde o início, encontra-se inserido na comunidade moral devido a uma ampla solidariedade ontológica. Seguindo esta linha de pensamento, a legislação deve pugnar para que o embrião humano seja não apenas objeto de proteção jurídica, mas, também, um sujeito efetivo de direito. Mas pode igualmente entender-se que nas primeiras fases de divisão do ovo, o embrião pré-implantação é um mero aglomerado celular, ainda que de origem humana, pelo que é legítima a sua destruição.

É este o objetivo desta reflexão, o de enunciar as questões éticas colocadas pelo diagnóstico pré-natal da doença genética numa era profundamente tecnológica onde se questiona continuamente o fundamento ético da intervenção médica no ser humano.

I. Perspetiva Científica

O diagnóstico pré-natal pode ser efetuado por vários métodos distintos na tentativa de detetar uma enorme variedade de patologias genéticas, infeciosas ou metabólicas[1]. A presente exposição, contudo, reporta-se mais particularmente ao diagnóstico precoce das doenças genéticas. Antes porém, importa determinar quais as doenças possíveis de detetar e, quando, na evolução temporal do pro-

---

[1] Committee of Ministers: 1990, Recommendation No. R (90) 13 of the Committee of Ministers to Member States on Prenatal Genetic Screening, Prenatal Genetic Diagnosis and Associated Genetic Counselling (Adopted by the Committee of Ministers on 21 June 1990).

7. DIAGNÓSTICO PRÉ-NATAL

cesso reprodutivo. O estudo citogenético dos cromossomas humanos é hoje efetuado por rotina, nos laboratórios de citogenética, sendo exequível a deteção não apenas das alterações numéricas como da maioria das alterações estruturais. Assim, é considerada usual a deteção de 100% dos casos de trissomia 21, 18 e 13, bem como dos cariótipos 47XXX, 47XXY e 47 XYY. Também a síndroma de Turner e a muito mais rara constituição genética triploide são hoje facilmente diagnosticáveis. A maior parte destas síndromas relaciona-se, de forma estatisticamente significativa, com a idade cronológica da mãe, pelo que se concluiu que a idade materna avançada seria uma, ou talvez a principal, indicação para a prática deste diagnóstico. De igual forma se comprovou que os portadores de uma translocação equilibrada têm um risco consideravelmente acrescido de originar um filho atingido por uma destas trissomias.

Atualmente sabe-se que existem mais de 5000 doenças genéticas monogénicas (dominantes e recessivas, autossómicas e ligadas ao sexo) sendo teoricamente possível a deteção pré-natal de muitas delas por métodos bioquímicos (estudos metabólicos) ou por análise de ADN[2]. A plausibilidade de efetuar a análise direta do património genético de uma célula fetal (ou de célula semelhante, no caso de se tratar de uma célula trofoblástica), colhida por uma variedade de técnicas diferentes (incluindo a obtenção de células fetais existentes na circulação materna), permitindo não só o rastreio como o diagnóstico efetivo da presença de um determinado gene considerado anormal originou possibilidades ilimitadas quanto à capacidade de prever o aparecimento de doenças humanas. Isto é verdade no que respeita a entidades clínicas letais ou incuráveis (associadas a grande sofrimento e morte precoce) bem como a doenças menos graves (suscetíveis de tratamento) e até, eventualmente, em relação a caraterísticas físicas ou traços morfológicos. Esta análise de ADN está, nalguns casos, dependente de estudos de ligação genética, através da avaliação da transmissão familiar de genes contíguos, tornando-se necessariamente um método trabalhoso e limitado a alguns, poucos, casos selecionados. É possível, por exemplo, a deteção *in utero*, com 90% de acuidade, de casos familiares de doença policística renal (autossómica dominante) utilizando esta mesma metodologia. Em algumas doenças recessivas, a capacidade de ser efetuado um diagnóstico exato tem-se simplificado, quando estão associadas a uma ou mais mutações bem caraterizadas e definidas, como é o caso da fibrose cística. É previsível a sua implementação generalizada dada a aceitação deste teste de rastreio por parte de um público bem informado. Outras entidades clínicas atualmente associadas a este tipo de diag-

---

[2] Feero WG, Guttmacher AE, Collins FS: Genomic Medicine – An Updated Primer. New England Journal of Medicine 36; 2010: 2001-2011.

GENEÉTICA

nóstico são as talassemias, a anemia de células falciformes e a doença de Tay-Sachs dada a sua agregação regional e racial. Também doenças dominantes, como a doença de Huntington, são acessíveis ao diagnóstico pré-natal durante o primeiro ou segundo trimestre de gestação, bem como doenças genéticas associadas a mutações no ADN mitocondrial.

Num futuro próximo, o desenvolvimento de testes preditivos de doenças genéticas multifatoriais frequentes como, por exemplo, o cancro de cólon, do seio e do ovário bem como de doenças mais raras, como o rabdomiosarcoma alveolar ou a síndroma de Waardenburg, permitirão a deteção de fetos portadores de genes associados a estas patologias, ainda que algumas delas se desenvolvam somente muitas décadas mais tarde.

Várias metodologias diferentes são exequíveis no sentido de detetar doenças monogénicas e cromossómicas, bem como muitas outras doenças com um componente genético acentuado (multifatoriais) que estão já hoje ao nosso alcance pelo desenrolar do Programa Genoma Humano[3]. Estudos prospetivos, ao longo de mais de duas décadas, sugerem que as principais patologias detetadas na gravidez de risco genético são os defeitos do tubo neural (31%), alterações cromossómicas (27%) e doenças monogénicas ou multifatoriais (11%) recorrendo nomeadamente a:

1. Ultrassonografia de rotina: deteta malformações congénitas e doenças cromossómicas bem como a maioria dos fetos com perspetiva de abortamento espontâneo;
2. Rastreio serológico materno: deteta deficiências do tubo neural e cromossomopatias;
3. Monitorização citogenética pré-natal: em conexão com a idade materna ajuda a detetar doenças cromossómicas;
4. Rastreio de portadores: para doenças como as talassemias e a fibrose cística entre outras.

Uma modalidade de rastreio de doenças genéticas consiste na deteção de portadores identificando claramente os casais em risco genético, submetendo-os, posteriormente, a amniocentese ou biópsia de vilosidades coriónicas para confirmar a suspeita clínica. A análise direta de ADN permite, então, detetar a mutação em causa e determinar quais os fetos atingidos pela doença. Esta estratégia tem sido efetuada com a doença de Tay-Sachs (entre outras) nos últimos anos. Fazendo o rastreio dos portadores através de testes enzimáticos, efetuados em

---

[3] Mardis ER: The Impact of Next-Generation Sequencing Technology on Genetics. Trends in Genetics 24 (3); 2008: 133-141.

7. DIAGNÓSTICO PRÉ-NATAL

mais de um milhão de jovens de risco conseguiu-se diminuir substancialmente a incidência da doença nos grupos populacionais mais afetados por esta patologia.

Por outro lado, pode recorrer-se à visualização fetal através de diferentes métodos, sendo um dos mais utilizados a ecografia em tempo real. O advento desta técnica de imagiologia possibilitou a deteção de algumas doenças congénitas – de influência multifatorial – que não são acessíveis ao rastreio por doseamento de proteínas no soro materno, ou por análise de alterações génicas ou cromossómicas nas células de origem fetal. Entre estas salientam-se a anencefalia, o mielomeningocelo, a hidranencefalia, a atresia esofágica e duodenal e alterações do trato urinário. Muitas outras, contudo, poderiam aqui ser selecionadas. A ecografia é hoje utilizada rotineiramente na prática clínica obstétrica, sendo indispensável para o fornecimento de dados semiológicos fundamentais para o acompanhamento da gravidez. Desta forma, a incidência de anomalias fetais *major*, embora baixa (2,5%), pode ser outra indicação que justifique o uso da ultrassonografia no período ante-natal. A distinta capacidade de visualização conferida pela ultrassonografia possibilitou a biópsia de órgãos fetais no sentido de esclarecer dúvidas quanto à presença ou não de determinadas entidades nosológicas. Assim, pode ser efetuada a biópsia de pele, bem como de fígado (determinação de glicose-6-fosfátase e transcarbamílase da ornitina) e, também, de tecido muscular.

Esporadicamente pode ser necessário a colheita de sangue fetal quando existe a suspeita de doença infeciosa (citomegalovírus, rubéola), imunológica ou hematológica que não possa de outra forma ser diagnosticada. Apesar disso, as principais indicações para a utilização da Colheita Percutânea de Sangue Umbilical (PUBS) continuam a ser, consoante os centros em causa, a incompatibilidade de grupo sanguíneo e transfusão intravascular, um achado anormal na ecografia, a análise citogenética de células fetais quando estudos anteriores (amniocentese e biópsia de vilosidades coriónicas) hajam suscitado dúvida quanto ao diagnóstico, e referência tardia para a execução de amniocentese. No pico da curva de aprendizagem é um exame simples e relativamente seguro (1 a 2% de perda fetal) que permite a obtenção de 100% de sangue fetal, da veia umbilical, sem contaminação por líquido amniótico.

Já a amniocentese refere-se à colheita de líquido da cavidade amniótica, cavidade essa que tem por função envolver e proteger o feto humano. Após punção transabdominal sob controlo ecográfico em tempo real procede-se à colheita de 20 a 30 ml de líquido amniótico que se reserva para estudo laboratorial colocando-se as células fetais presentes no líquido amniótico em cultura celular, *in vitro*, durante dez dias a fim de ser possível obter um número suficiente de células para estudo. A técnica corrente é efetuada entre as 15 e as 17 semanas de amenorreia (desde o primeiro dia do último período menstrual) ocasião em que o

GENEÉTICA

líquido amniótico atinge os 200 ml de volume). A amniocentese também pode ser efetuada numa fase mais precoce de gravidez – amniocentese precoce – entre as 13 e as 15 semanas de amenorreia. A amniocentese parece, no entanto, ter algumas vantagens sobre a biópsia de vilosidades coriónicas. Entre estes três métodos – amniocentese, amniocentese precoce e biópsia de vilosidades coriónicas – a amniocentese praticada a partir das 14 semanas de gestação parece ser o método mais eficiente e o associado a um menor risco de complicações.

A amniocentese praticada correntemente desde os anos setenta está associada a complicações para a mãe e para o feto. As três principais são o traumatismo direto provocado pela agulha (feto, placenta, cordão umbilical e órgãos maternos), a infeção e a indução precoce do parto ou abortamento. O risco maternal de ocorrência de uma complicação é relativamente baixo (1-2%) sendo mais comuns as complicações de menor importância como, por exemplo, a perda de líquido amniótico. Para o feto o panorama apresenta uma maior gravidade, dado que a técnica está associada a uma incidência de morte fetal (geralmente por infeção ovular) e consequente abortamento espontâneo que ronda os 0,5-1% dos casos. Este número, obtido consistentemente em vários estudos multicêntricos, refere-se à diferença entre a taxa de abortamento após punção da cavidade amniótica e a taxa de abortamento natural de um grupo de controlo. Embora baixo, este valor não tem diminuído ao longo dos últimos anos apesar de um constante aperfeiçoamento da técnica cirúrgica e dos meios auxiliares de diagnóstico.

Tentando ultrapassar a barreira temporal que limita a prática da amniocentese desenvolveu-se, uma nova técnica de colheita de material biológico que pudesse ser informativa no que respeita à constituição genética do embrião humano. Surgiu, assim, a possibilidade de colher tecido do córion (precursor da placenta), dada a circunstância deste ter origem na mesma célula primordial que o embrião.

Desta forma fica possibilitado o diagnóstico de doenças cromossómicas ou monogénicas através da análise de células coriónicas. Dois tipos de células estão disponíveis para análise: as células mesenquimatosas que podem ser cultivadas do mesmo modo que as células obtidas por amniocentese e as células trofoblásticas que se dividem espontaneamente e com grande rapidez sendo acessíveis para uma análise direta (24-72 horas). Pelo facto de algumas serem células com grande capacidade de multiplicação, o inconveniente da cultura celular *in vitro* pode geralmente ser ultrapassado, obtendo-se um resultado satisfatório entre as nove e as doze semanas de gravidez. A circunstância de existir um contacto mais íntimo com o embrião origina um risco de abortamento que ronda os 2-4% em centros com larga experiência. A obtenção de um diagnóstico nos três primeiros meses de gestação apresenta vantagens óbvias para alguns casais dado implicar,

7. DIAGNÓSTICO PRÉ-NATAL

caso esteja em causa a interrupção voluntária de gravidez, um menor trauma psicológico para os pais. Estando a gravidez menos evoluída no tempo torna-se também mais fácil manter a privacidade do casal com evidentes benefícios psicossociais. Como na amniocentese, em mais de 97% dos casos o resultado vai ser negativo, permitindo ao casal prosseguir com a gravidez de uma forma emocionalmente mais estável.

Desde há alguns anos que é tecnicamente possível o isolamento de determinado tipo de células fetais, células que entram livremente na circulação materna, após ultrapassar a barreira placentária. Sabe-se que, em maior ou menor percentagem, determinado tipo de células fetais está sistematicamente presente na circulação materna. Estas células são fundamentalmente linfócitos, granulócitos, trofoblastos e eritrócitos fetais. Esta última variedade celular, bem como, alguns dos seus precursores (eritroblastos) parecem ser hoje as células de eleição para a análise genética. Um dos obstáculos encontrados na utilização desta técnica é a dificuldade em determinar se as células em causa pertencem à gestação em curso ou a uma gravidez anterior. Assim, parece ser necessária a verificação de determinados pressupostos para que seja possível a universalização desta técnica[4]. Estudos recentes demonstraram já a verdadeira eficácia desta nova tecnologia que, à partida, parece ser totalmente desprovida de qualquer complicação ou efeito lateral.

II. Ética e Diagnóstico Pré-natal

Após terem sido descritas as várias modalidades de diagnóstico e rastreio de doenças genéticas, no período ante-natal, e sabendo-se que esta tecnologia biomédica é hoje correntemente praticada na maioria dos países desenvolvidos, irei, neste capítulo, formular uma visão do problema à luz das correntes mais representativas do pensamento humano[5]. Naturalmente que não é o diagnóstico pré-natal, nas suas vertentes laboratorial ou médico-cirúrgica, *per se*, o responsável pela emanação de qualquer dilema ético. Este decorre da aplicação que a sociedade faz deste método de diagnóstico, aplicação essa que força a refletir em torno

---

[4] Entre os pressupostos que devem ser verificados para que a deteção de células sanguíneas na circulação materna possa ser considerado um método aceitável de diagnóstico ou de rastreio destacam-se: a) as células fetais devem estar presentes em todas as gestações; b) as células fetais devem estar presentes desde o início da gravidez; c) deve existir um único marcador; d) devem existir métodos adequados de enriquecimento; e) devem existir métodos adequados para efetuar o diagnóstico genético; e f) esta nova metodologia deve comportar um risco inferior ao de métodos anteriores de diagnóstico pré-natal.

[5] Ver Nunes R: Questões Éticas do Diagnóstico Pré-natal da Doença Genética, Faculdade de Medicina da Universidade do Porto, Porto, 1995 (Dissertação para obtenção do grau de Doutor).

GENEÉTICA

da sua prática indiscriminada. Questões de natureza ética podem surgir, porventura, ao longo do vasto percurso que transcorre desde a fase pré-concecional até ao final do período perinatal (**Quadro II**). Assim, irei expor, de forma mais discursiva do que reflexiva, as questões éticas que merecem uma análise mais detalhada, não apenas no que respeita às intenções e motivações mas, também, às suas presumíveis consequências[6].

QUADRO II

– QUESTÕES ÉTICAS COLOCADAS ANTES DA EXECUÇÃO DO DIAGNÓSTICO PRÉ-NATAL:

a) Aconselhamento genético
b) Direito à privacidade individual
b) Indicações controversas

– QUESTÕES ÉTICAS COLOCADAS PELA TÉCNICA DE DIAGNÓSTICO PRÉ-NATAL:

a) Sensibilidade e especificidade
b) Taxa de complicações
c) Investigação em seres humanos

– QUESTÕES ÉTICAS COLOCADAS APÓS A EXECUÇÃO DO DIAGNÓSTICO PRÉ-NATAL:

a) Interrupção voluntária de gravidez
b) Estatuto do embrião humano
c) Redução seletiva de embriões
d) Transplantação de tecidos fetais

Existem, atualmente, as premissas metodológicas necessárias para se efetuar o diagnóstico pré-natal de um vasto leque de doenças genéticas. A existência desta capacidade não significa, em abstrato, que o rastreio de todo um conjunto de doenças seja sistematicamente oferecido à mulher grávida. Além de impraticável, seria pouco razoável fazê-lo. Importa definir com clareza, e sem ambiguidade, quais os estados patológicos que, pela sua gravidade e frequência, merecem fazer submeter a mulher grávida a um exame não isento de risco de complicações. Antes, porém, convém determinar qual a motivação, para o casal de risco genético, em efetuar o diagnóstico pré-natal. Numa análise superficial poder-se-ia presumir que este diagnóstico só deveria ser solicitado com vista a interromper

---

[6] Nunes R: O Diagnóstico Pré-natal da Doença Genética, in Genética e Reprodução Humana, Coletânea Bioética Hoje nº 1, Gráfica de Coimbra, Coimbra, 2000.

7. DIAGNÓSTICO PRÉ-NATAL

posteriormente a gravidez. De facto assim não é, pelo que, quando medicamente indicado, este diagnóstico pode ser pretendido com um ou mais dos seguintes propósitos:

1. Preparar, com tempo suficiente, o nascimento de um filho deficiente e programar o tratamento necessário;
2. Aliviar a preocupação da mulher grávida e da sua família;
3. Orientar o tratamento pré-natal de doenças fetais (cirurgia fetal, terapêutica farmacológica, terapia génica *in utero*)
4. Identificar outros fatores de risco para complicações obstétricas e programar o modo de realizar o parto;
5. Evitar uma cesariana no caso de anomalias fetais letais;
6. Preparar a tramitação legal da adoção, quando o casal não esteja na disposição de assumir plenamente a paternidade.

A interrupção voluntária de gravidez é apenas um dos motivos, ou das consequências, da prática do diagnóstico pré-natal. Na opinião do Grupo de Investigação em Genética do Hastings Center (New York) o tratamento e a cura da doença no feto ou no recém-nascido deve ser um dos objetivos primordiais da implementação do diagnóstico pré-natal. Este diagnóstico é oferecido ao casal quando a gestação em causa se enquadrar dentro de um grupo de risco bem definido. À partida surge a idade materna avançada, que há muito se sabe estar associada a uma incidência acrescida de aberrações cromossómicas. Variável de país para país, parece aceitável um limite mínimo de trinta e cinco anos de idade para se propor sistematicamente este diagnóstico. Propor não implica, nem sugere, que esteja em causa um programa em massa de rastreio e erradicação das cromossomopatias. Tão-somente, oferece, a alguns casais de risco, a possibilidade de determinar o cariótipo fetal independentemente da decisão que posteriormente venha a ser tomada. Este limite de trinta e cinco anos de idade não é adotado uniformemente em todos os países do espaço europeu. Em França foi sugerido o limiar de trinta e oito anos de idade, dado que esta idade está associada a um risco global de 1% de nascimento de uma criança afetada por uma das cromossomopatias mais frequentes. Este valor de 1% corresponde, também, ao risco médio de abortamento iatrogénico pela técnica de amniocentese.

Como já referi, um conjunto de marcadores são suscetíveis de indicar a presença de cromossomopatias mesmo quando a idade materna seja inferior a trinta e cinco anos. Assim, a variável idade materna avançada foi complementada com uma série de testes serológicos não invasivos de modo a aumentar a sensibilidade global da taxa de deteção de cromossomopatias. Outros métodos de rastreio de malformações fetais (como a ecografia em torno das dezoito semanas de idade gestacional) são também hoje habituais na clínica obstétrica. Qualquer alteração encontrada é, da mesma forma, uma indicação adicional para a prática de um diagnóstico de certeza. Do exposto poder-se-ia inferir que o médico geneticista deveria ser obrigado, ao abrigo de disposições legais ou administrativas (nomeadamente através do financiamento pelo Estado da execução deste diagnóstico), a só permitir a execução do diagnóstico pré-natal a partir de determinada idade materna. Este método de diagnóstico só deve ser proposto pelo médico, e comparticipado pela sociedade, quando a gestação se enquadre num dos grupos de risco bem definidos, dado que, neste caso, a probabilidade de nascer uma criança afetada é superior à probabilidade de surgir uma complicação grave que culmine em abortamento espontâneo. Por outro lado, quando o risco de uma mulher grávida, ainda que a idade se situe abaixo dos trinta e cinco anos, seja suficientemente elevado para justificar o diagnóstico pré-natal (por exemplo pela conjugação com os níveis serológicos de marcadores sanguíneos), não existe razão eticamente válida para o negar e, para além disso, com total comparticipação por parte do Estado.

Fica por determinar se a idade materna inferior a dezoito anos está ou não associada a um risco acrescido de aparecimento de cromossomopatias embora estudos preliminares pareçam confirmar esta associação. Seguidamente, transcrevemos uma visão sinóptica de outras indicações frequentes para a execução do diagnóstico pré-natal:

1. Gestação anterior com aberração cromossómica
2. História familiar de doença genética ligada ao sexo
3. Erros inatos do metabolismo
4. Outras doenças genéticas diagnosticáveis por métodos de ADN
5. Malformação do tubo neural
6. Hemoglobinopatias
7. Exposição a produtos tóxicos

Outras indicações formais poderiam aqui ser apresentadas, variando de acordo com os conhecimentos científicos no domínio da medicina e da genética, bem como da tecnologia que permite a sua deteção (um dos pais portador de uma aberração estrutural equilibrada, mãe ou filho afetado pelo síndroma adrenogenital etc.). O denominador comum a todos estes pressupostos reside no facto de se tratar de fetos (ou embriões) provavelmente atingidos por deficiências graves associadas a uma expetativa de vida temporalmente limitada e, sobretudo, a grande sofrimento físico por alterações irreversíveis em vários aparelhos e sistemas. Parece ser conforme ao princípio da autonomia reprodutiva reconhecida aos casais o interesse em querer ser informados, independentemente de qualquer

7. DIAGNÓSTICO PRÉ-NATAL

futura decisão quanto à interrupção da gravidez, da constituição física do seu filho. Deste modo poderão projetar de forma mais segura o futuro que lhes está predestinado. É, também, no melhor interesse do feto que os seus pais estejam na posse de todos os elementos que possam influenciar positivamente o seu eventual tratamento[7].

Eticamente, contudo, levantam-se algumas questões que importa analisar. Estas respeitam a algumas indicações menos claras e que colocam em oposição o respeito pela autonomia da decisão materna e o dever de beneficência para com um novo ser humano ainda que no período fetal. Já referi, anteriormente, a seleção sexual como uma indicação de valor discutível quando não esteja em causa a deteção de uma doença genética ligada ao sexo. Outra questão ética pertinente, neste contexto, liga-se com a capacidade de prever o aparecimento de determinadas doenças de manifestação tardia. Esta possibilidade está geralmente associada ao conceito de medicina preditiva. Existe já a possibilidade de detetar, por análise de ADN, a presença de uma enorme variedade de doenças genéticas e suscetibilidades que, em conjunto, possuem as seguintes caraterísticas:

1. Gravidade variável, de doença para doença, sendo discutível a valorização da qualidade de vida a que estão associadas;
2. Manifestação tardia, por vezes após décadas de vida ativa associada a uma realização pessoal plena;
3. Dificuldade previsível, por parte do geneticista clínico, em fornecer um conselho genético simultâneo devido ao elevado número de síndromas a que estão associadas.

Até recentemente o diagnóstico de muitas destas doenças (umas de manifestação precoce outras tardia) limitava-se ao doseamento da atividade bioquímica das enzimas deficientes em células cultivadas do líquido amniótico ou das vilosidades coriónicas. Este método, se bem que praticável individualmente, não é suscetível de utilização generalizada, devido ao grande número de doenças metabólicas existentes. A situação contudo, está a alterar-se significativamente, dado que, com o rápido progresso no âmbito da iniciativa internacional para sequenciar a totalidade do genoma humano, já é possível oferecer sondas genéticas para a maioria das doenças referidas. Torna-se imperativo demonstrar, por estes motivos, a utilidade de um rastreio sistemático de algumas dezenas ou centenas de

---

[7] American College of Medical Genetics: Genetics Evaluation Guidelines for the Etiologic Diagnosis of Congenital Hearing Loss, Genetics in Medicine 4(3); 2002: 162-171.

GENEÉTICA

doenças genéticas de gravidade, expressão e tratamento muito variáveis. Também, a capacidade de prever o aparecimento de doenças genéticas poligénicas ou multifatoriais (doenças cardiovasculares, neoplásicas etc.) coloca de imediato a questão de se saber até que ponto o seu rastreio deve ser implementado, de forma sistemática, na prática clínica. De facto, a deteção pré-natal de um gene reconhecidamente associado a uma doença influenciada por fatores ambientais não garante que a referida doença se venha a manifestar. Mais ainda, a heterogeneidade genética implica que o próprio traço em causa se revele de forma diferente em várias pessoas, independentemente da influência do ambiente. A introdução indiscriminada deste rastreio, previamente a um período inicial de comprovação da sensibilidade e da especificidade da técnica, apresenta um problema adicional, que é o de induzir determinados casais de risco genético a optarem pela interrupção de gravidez, embora o feto possa não estar afetado por esse traço anormal.

Mas a evolução recente do Programa Genoma Humano permite já hoje a sequenciação total do genoma pessoal por cerca de €750 em centros especializados[8]. A implementação responsável deste tipo de rastreio na prática clinica requer um esforço público concertado para determinar os riscos e potenciais benefícios que esta tecnologia possa oferecer para uma decisão reprodutiva responsável e informada por parte dos casais. Podendo gerar informação detalhada a diferentes níveis:

1. Variantes genéticas de significado desconhecido
2. Marcadores genéticos não médicos
3. Estado de portador
4. Genes de suscetibilidade
5. Doenças genéticas de manifestação tardia
6. Doenças genéticas correntemente detetadas pelo diagnóstico pré-natal

Naturalmente os pais não poderão ser impedidos de ter acesso a este tipo de informação. Mas esta escolha deve ser acompanhada por aconselhamento genético apropriado para mitigar o dano potencial para os casais e, sobretudo, para o nascituro que não terá qualquer interesse em obter muita desta informação.

Visto por outro prisma, pode perguntar-se se é legítimo não comunicar a deteção do gene associado a determinada doença genética de manifestação tardia

---

[8] Donley G, Hull SC, Berkman B: Prenatal Whole Genome Sequencing. Just Because We Can Should We? The Hastings Center Report 42 (4); 2012: 28-40.

7. DIAGNÓSTICO PRÉ-NATAL

para a qual não existe, presentemente, qualquer perspetiva de tratamento. Mais ainda, quando se tratar de um rastreio a nível populacional. Por outro lado, deve ser exposto à mulher grávida que a presença de um resultado negativo, em toda a bateria de marcadores genéticos, não significa que a gravidez esteja a decorrer com "total" normalidade. Parece pouco provável que a mera introdução desta vasta plêiade de exames genéticos contribua para uma melhoria da qualidade da assistência ante-natal. Será também possível predizer, no futuro, com considerável certeza, a presença de traços comportamentais ou debilidades físicas de importância menor, como a miopia ou a obesidade. Mas se a sociedade, intuitivamente, rejeitar o rastreio sistemático destes traços ou caraterísticas, a dúvida permanecerá quanto a doenças graves mas tratáveis, associadas a uma esperança de vida considerável, como é o caso da fibrose cística.

Sabe-se, atualmente, que a incidência de determinadas patologias, como a doença de Tay-Sachs ou a talassemia-β, diminuiu drasticamente (cerca de vinte vezes) desde o início da década de setenta do século passado. Em Chipre, a título de exemplo, tratou-se de um programa específico dirigido a uma única entidade nosológica (talassemia-β)[9]. Este programa, de índole nacional, incluiu uma vasta campanha de informação a nível populacional a partir da idade escolar. Outras medidas de prevenção incluíram o rastreio de portadores, a necessidade de obtenção de certificado de rastreio pré-matrimonial e, finalmente, o diagnóstico prénatal nos casais em risco genético. Desta forma conseguiu-se controlar a incidência global desta patologia, não tendo desde 1988 nascido uma única criança afetada por talassemia-β. Contudo, a fibrose cística apresenta caraterísticas clínicas diversas em relação às anteriores, nomeadamente no que se refere à gravidade da doença e à qualidade de vida esperada. O rastreio desta doença poderá ter justificação eticamente válida, em famílias de risco, se conduzir a uma atitude positiva por parte dos pais orientando-os logo nos primeiros anos de vida. A questão nuclear fica, no entanto, em aberto, dado que inquéritos realizados nos países ocidentais demonstraram que pelo menos 40% das mulheres inquiridas recorreriam à interrupção da gravidez por defeitos do tubo neural de pequena gravidade (compatíveis com uma vida normal) ou por deficiências físicas ligeiras.

Outras indicações existem que, em abstrato podem colocar o geneticista perante um dilema constrangedor. Será admissível realizar o diagnóstico prénatal para alívio psicológico da progenitora? Deixando de lado os verdadeiros estados psiquiátricos que se podem ver agravados pela não execução do referido teste, importa analisar o problema da ansiedade materna não patológica. En-

---

[9] Angastiniotis MA, Hadjiminas MG: Prevention of Thalassemia in Cyprus, The Lancet 317 (8216); 1981: 369-371.

quanto não for totalmente viável a análise de células fetais na circulação materna, todas a técnicas de diagnóstico pré-natal comportam um risco de abortamento, embora diminuto, pelo que os casais devem ter consciência desta situação. De facto, a autonomia individual – no presente caso a do casal – não é, nem deve ser, ilimitada. Da mesma forma que o doente, na prática clínica corrente, não tem o direito de exigir um tratamento que lhe não seja oferecido pelo médico assistente, pode questionar-se porque deve o estado de gravidez merecer uma diferente consideração por parte da classe profissional. Pelo contrário, parece razoável concluir-se que a observação dos princípios da beneficência e da não-maleficência obrigam o médico, em consciência, a não provocar deliberadamente qualquer dano à mãe ou ao feto que não seja por uma indicação médica bem definida. Esta questão permanece, também, em aberto, na certeza, porém, que 76% dos geneticistas norte-americanos efetuariam o diagnóstico pré-natal a uma mulher de vinte e cinco anos de idade, a seu pedido, sem nenhuma indicação médica que o justificasse.

Quando o diagnóstico pré-natal é efetuado por um motivo que não se enquadre dentro das indicações médicas consensuais, uma questão ética diversa prende-se com a afetação de recursos à saúde. Um princípio ético em que se tem centrado o debate bioético atual refere-se ao grau de justiça – equidade – na alocação de recursos financeiros. Mais ainda, esta questão extravasou a barreira da consciência individual do médico assistente para se tornar num argumento social e político da maior importância. Todas as sociedades, mesmo nos países mais desenvolvidos, constataram que não é exequível a prestação sistemática de todos os atos médicos atualmente à nossa disposição. Assim, viram-se obrigadas a impor determinadas restrições, de forma mais ou menos expressa, e definir quais as prioridades no âmbito da saúde.

A questão que se coloca é a de saber se o diagnóstico pré-natal, associado à ansiedade materna em conhecer o resultado, deve ser incluído nos cuidados básicos de saúde, do mesmo modo que as indicações médicas consensuais. Isto, partindo do pressuposto que a sociedade optou por um modelo de prestação de cuidados de saúde financiado (total ou parcialmente) pelo Estado através de receitas dos contribuintes. Se a sociedade optar pela positiva, incorre no risco de ter que abarcar um número incomportável de exames ante-natais, tantos quantos as gestações em curso num determinado momento. Mais provavelmente, assistiremos nos países ocidentais a uma inversão, ainda que limitada, da atual postura social, que confere à autodeterminação individual um estatuto quase ilimitado, para uma ética mais virada para a comunidade, que reconheça o valor da justiça distributiva[10].

---

[10] Dworkin R: Sovereign Virtue. The Theory and Practice of Equality. Harvard University Press, Cambridge, 2000.

7. DIAGNÓSTICO PRÉ-NATAL

Por outro lado, a existência de técnicas de diagnóstico, de uma ou várias patologias, com sensibilidades e especificidades diferentes, coloca de imediato, duas questões éticas relevantes. Quando uma técnica tem uma sensibilidade apenas razoável, apresentando um número considerável de falsos negativos, deve ser considerada um método de rastreio, circunstância de que o casal em risco deve claramente ser informado. O facto de existir um número considerável de falsos positivos origina que muitas mulheres grávidas tenham que se submeter, desnecessariamente, a uma técnica invasiva para esclarecimento definitivo sobre o grau de atingimento do feto ou do embrião de que são portadoras. Estes métodos, por seu turno, estão associados a um risco bem conhecido de complicações, pelo que a decisão de praticar uma amniocentese ou uma biópsia de vilosidades coriónicas deve ser sempre um ato bem refletido e ponderado. Para além disso, também estas técnicas apresentam uma taxa de falsos positivos que ronda os 5%. Daí que o médico obstetra deva orientar-se estritamente por indicações médicas consensuais, não se deixando submeter a uma pressão psicológica associada a um falso exercício da autodeterminação. A prática, nalguns centros, de complementar a entrevista clínica com um folheto explicativo dos objetivos, alcance e limitações da técnica de rastreio, parece ser, se corretamente aplicada, uma iniciativa salutar. Mais ainda, deve estar à disposição do casal em risco, sempre que possível, o apoio psicológico especializado necessário para lidar com algumas situações menos frequentes.

Em todo o caso, só após alcançado um consenso sobre o estatuto de um novo ser humano, nas primeiras fases do seu desenvolvimento, se torna legítimo colocar a questão da interrupção voluntária de gravidez. Esta última designação não pretende ser eufemística, dado existirem diferenças concetuais que não devem ser ignoradas. Abortamento refere-se à interrupção de gravidez, antes de atingida a viabilidade fetal. A presente exposição, ao reportar-se ao diagnóstico pré-natal da doença genética que, como já observámos, é realizado globalmente até à décima oitava semana de idade gestacional, sugere que a interrupção de gravidez, neste âmbito, conduza, geralmente, a um abortamento. A deteção de anomalias fetais no terceiro trimestre de gravidez origina, também, questões éticas de relevo mas dado tratar-se de malformações congénitas, com um marcado componente ambiental, não serão discutidas em pormenor. Nesta perspetiva, as principais questões éticas que se colocam são:

1. Determinar se a interrupção voluntária de gravidez é legítima e em que circunstâncias;
2. Se se considerar que é legítima em algumas circunstâncias definir claramente quais as indicações aceitáveis;
3. Verificar se, na prática, o diagnóstico pré-natal conduziu a uma diminuição do número absoluto de abortamentos;

4. Determinar se é lícito utilizar tecidos fetais para transplantação;
5. Verificar se, em casos concretos de gestação múltipla, é legítima a prática da redução seletiva, embrionária e fetal.

Poucas autoridades adotam, na atualidade, uma postura de intransigência total relativamente à interrupção voluntária de gravidez[11]. Assim, a presente tarefa é a de definir uma estrutura de raciocínio suficientemente sólida que possa dignificar ao máximo o respeito pela vida humana limitando o recurso ao abortamento para casos eticamente justificados[12]. Torna-se difícil, se não impossível, raciocinar em torno do eixo beneficência-autonomia, dado que, ao tratar-se de duas entidades humanas distintas – a mãe e o feto – nunca saberíamos, com clareza, quem estaríamos a beneficiar com uma determinada ação. Por outro lado ter-se-ia que definir de que autonomia se está a falar e o modo como o feto a pode exercer. Estamos a pressupor que o feto é possuidor de interesses específicos. Torna-se prioritário determinar qual a magnitude do dano produzido em cada circunstância e se é possível minimizá-lo. No caso em análise, a doutrina da proporcionalidade pressupõe que a malformação fetal seja de tal forma grave que o dano causado pela morte seja menor que o da sobrevivência com a referida deficiência. Tratando-se, em qualquer circunstância de um juízo essencialmente subjetivo, no qual se procede a uma ponderação entre os direitos do feto e o direito à autodeterminação reprodutiva da mãe.

O diagnóstico pré-natal, quando especificamente dirigido às cromossomopatias, dá origem, em mais de 95% dos casos, à tranquilização dos pais prospetivos. Assim, só em menos de 5% das situações de risco é que o abortamento pode ser para os pais uma alternativa viável. A observação quotidiana revela que, de facto, o número absoluto de abortamentos pode ter diminuído com a introdução do diagnóstico pré-natal, dado que, anteriormente, muitos casais em risco genético recorriam sistematicamente a esta prática. Esta constatação é válida em mulheres com idade gestacional avançada, bem como em casais de risco para doenças autossómicas recessivas (como a doença de Tay-Sachs) ou doenças ligadas ao cromossoma X (como a distrofia muscular de Duchenne).

---

[11] Nunes R: A Vida Humana: Início e Termo. Humanística e Teologia 17 (3) 1996: 341-349.

[12] Para Alberto Giubilini e Francesca Minerva o abortamento é largamente aceite nos países desenvolvidos por razões que nada têm a ver com a saúde do feto. Assim, estes autores defendem mesmo o "aborto pós-natal" (*after-birth abortion*), ou seja o infanticídio, em todas as situações em que uma sociedade aceite a prática legal da interrupção voluntária da gravidez. Giubilini A, Minerva F: After-birth Abortion: Why Should the Baby Live? Journal of Medical Ethics (2011) doi:10.1136/medethics-2011-100411

7. DIAGNÓSTICO PRÉ-NATAL

Esta problemática vê-se eticamente condensada dado que se assiste, atualmente, a um incremento considerável do número de gestações múltiplas, em consequência da evolução das técnicas de procriação medicamente assistida. De facto, para se poder obter um melhor rendimento desta tecnologia, é necessário recorrer à estimulação hormonal no sentido de proporcionar um número acrescido de ovócitos para além do verificado num ciclo normal. Também à fertilização *in vitro* se associa, em alguns casos, este tipo de gravidez, quando são transferidos para o útero mais do que três embriões fecundados extra-corporalmente. Um estudo recente demonstrou que, em 138 gestações quádruplas, 22% devem-se à fertilização *in vitro* e 74% à estimulação hormonal. É sabido, de igual forma, que a probabilidade de uma gestação múltipla (quádrupla, quíntupla ou superior) dar lugar ao nascimento de todos os filhos é muito reduzida, pelo que surgiu o conceito de redução seletiva, embrionária ou fetal, no sentido de permitir a sobrevida de alguns destes novos seres humanos.

Duas questões éticas se colocam com alguma premência. Primeiro, importa constatar se é lícito este procedimento – redução seletiva – independentemente dos motivos que originaram uma gravidez múltipla. Isto é, quando o médico se confronta com esta circunstância, como deve agir? A montante, a sociedade deve tomar todas as medidas necessárias para restringir a produção intencional de gestações múltiplas, através da restrição do número máximo de embriões que podem ser transferidos num só ciclo. Também a estimulação hormonal deve ser cuidadosamente monitorizada, no sentido de evitar ao máximo que esta situação se verifique. Mas, uma gravidez múltipla pode ocorrer de modo natural, espontâneo, sendo eticamente discutível qual a atitude médica que melhor serve os interesses em jogo. No caso de uma gravidez quádrupla ou quíntupla, o risco para a mãe e para os filhos é extremamente elevado, pelo que uma atitude expectante pode conduzir a um resultado final angustiante. Caso se trate de fetos saudáveis, uma atitude possível pode ser a de reduzir a gravidez ao número máximo de embriões ou de fetos com probabilidade de sobrevivência *ex utero*. Trata-se de uma decisão médica, devendo a seleção ser feita por critérios clínicos e de acessibilidade anatómica. Esta atitude pode encontrar justificação ética no argumento da autodefesa legitimado pela doutrina do proporcionalismo. Existe uma razão proporcionalmente válida para a redução seletiva quando esteja em causa salvar a vida da mãe ou de outros embriões ou fetos humanos.

III. Transplantação de Tecidos Fetais

A última questão que deve ser analisada é se existe alguma relação de natureza ética entre a interrupção voluntária de gravidez e a transplantação de tecidos de origem fetal. A transplantação de órgãos é hoje eticamente aceite como um

GENEÉTICA

método de tratamento de determinadas doenças que, nalguns casos, não podem de outra forma ser tratadas. A evolução da ciência permitiu a transplantação de células, tecidos e órgãos de seres humanos vivos, de cadáveres e, mais recentemente, de seres humanos no estádio fetal (entre as 8-11 semanas para o tecido neural, entre as 8-14 semanas para o tecido hepático e entre as 10-20 semanas para o tecido pancreático). Está hoje cientificamente demonstrado que o tecido celular fetal, devido a caraterísticas próprias da sua constituição (rápida divisão, resposta imunitária diminuída, etc.), pode ser utilizado no tratamento de determinadas doenças. Este método poderá ser utilizado para o tratamento de doenças neurológicas degenerativas (doença de Parkinson, Alzheimer e Huntington, por exemplo) algumas formas de imunodeficiência combinada grave, síndroma de DiGeorge, anemia aplástica ou alterações endócrinas como a diabetes mellitus insulinodependente.

Todavia, a colheita de tecidos fetais para transplantação coloca pelo menos duas questões éticas distintas comparativamente à utilização de tecidos de seres humanos adultos:

1. A estreita relação existente com a prática do abortamento;
2. A impossibilidade de obtenção de consentimento informado.

O debate em torno da legitimidade da interrupção voluntária de gravidez propiciou que a transplantação de tecidos fetais estivesse sob intenso escrutínio ao longo das últimas décadas. Nos Estados Unidos da América, até recentemente, apenas eram financiados pelo NIH (Instituto Nacional de Saúde) os projetos que envolvessem fetos espontaneamente abortados ou obtidos em consequência de uma gravidez ectópica. Como facilmente se compreende estes fetos são geralmente portadores de doenças genéticas ou de malformações anatómicas, pelo que podem não proporcionar tecidos de qualidade suficiente para poderem ser objeto de transferência para pessoas doentes. Para ser eficaz, do mesmo modo que os tecidos cadavéricos de adulto, o tecido fetal deve ser tão saudável quanto possível.

Como seria de esperar, esta metodologia estendeu-se para fetos normais abortados por outros motivos que não a sua constituição física anómala. A utilização de tecidos fetais para transplantação, desde que legalmente regulamentada, pode servir uma causa nobre, como seja o alívio do sofrimento humano. Assim, se o feto deve merecer o maior respeito enquanto ser humano individual, o facto de estar inserido na comunidade humana origina, também, o cumprimento de alguns deveres para com os restantes membros dessa comunidade. Pressupõe-se, tal como no recém-nascido ou na criança, que se trata de fetos declarados mortos por critérios clínicos objetivos aceites internacionalmente.

7. DIAGNÓSTICO PRÉ-NATAL

Porém, algum tipo de experimentação efetuada em fetos ainda em estado de vida terá contribuído, compreensivelmente, para o descrédito deste tipo de intervenção.

Em Portugal não parece que esta prática possa contribuir para uma maior permissividade face ao abortamento, nomeadamente em face da liberalização recente evidenciada pela Lei nº 16/2007, de 17 de abril (lei que regula a exclusão da ilicitude nos casos de interrupção voluntária da gravidez), desde que os domínios científicos sejam efetivamente balizados. As linhas diretrizes norte-americanas e britânicas sobre esta matéria preveem uma separação formal entre o processo que conduz ao abortamento e o correspondente consentimento por parte da mãe (não tem sido considerado necessário o consentimento do pai) e a transplantação de tecidos fetais. A legislação deve prever a impossibilidade de a mulher grávida receber qualquer tipo de remuneração por este facto (na prática impedindo ou limitando a comercialização de tecidos e órgãos de origem fetal) ou de poder designar o destinatário dos produtos fetais.

Contudo, se estas linhas diretrizes parecem ser facilmente observáveis no caso de se tratar de abortamentos espontâneos ou de gestações ectópicas, questão diversa respeita ao abortamento por motivos sociais. Um destes problemas refere-se à impossibilidade de obtenção de consentimento informado por parte do dador. Tal como nas crianças, parece aceitável a adoção da fórmula do consentimento presumido para legitimar a colheita de tecidos *post-mortem*, em consonância com a obtenção de consentimento por parte da mãe. Esta última modalidade, contudo, coloca a questão de se saber se uma mulher que optou pela interrupção de gravidez representa realmente os interesses do seu filho. Isto é, nos países onde está legalizado o abortamento por motivos económicos ou sociais, pode questionar-se se a mulher que opta pelo abortamento do seu filho deve ser designada responsável pelo destino a dar aos órgãos fetais. Para alguns setores da sociedade a mãe, ao decidir pela morte do feto, pode estar a abdicar, implicitamente, de quaisquer direitos sobre os seus restos mortais.

No âmbito do diagnóstico pré-natal, dado tratar-se de fetos provavelmente afetados por uma doença genética, infeciosa ou de outra natureza, é pouco provável que exista plausibilidade científica na sua utilização para esse efeito. Isto é, após o diagnóstico pré-natal de uma doença que justifique a interrupção de gravidez, o tecido fetal assim obtido não será utilizável, com toda a probabilidade, pelo menos até que estudos prospetivos demonstrem a inocuidade da sua utilização. A questão ética principal mantém-se por decifrar: o impulso que a prática do abortamento pode obter após a difusão da colheita de tecidos fetais para transplantação. Na Europa parece haver uma razoável perceção de que se trata de circunstâncias verdadeiramente distintas, embora relacionadas, pelo que linhas de conduta bem claras e mecanismos de controlo eficazes estão em prática de modo a garantir a não comercialização deste tipo de tecidos e a necessidade de obtenção de consentimento informado. Este consentimento só deve ser obtido pós ter sido efetivamente tomada uma decisão final quanto ao abortamento. Também, a equipa destinada à colheita de tecidos fetais deve ser distinta da interveniente na interrupção de gravidez.

Em suma, enquanto não existirem métodos de tratamento alternativos para as patologias enunciadas – por exemplo, através da transplantação de células geneticamente modificadas mantidas em cultura celular, ou de células, tecidos ou órgãos obtidos através da tecnologia da clonagem ou das células estaminais – que não coloquem algumas das questões éticas referidas nestas linhas, a transplantação de tecidos fetais deve poder prosseguir desde que a decisão e o método de interrupção de gravidez (enquadrados na legislação nacional) sejam totalmente independentes da decisão de transplantar tecidos fetais.

Gostaria de reafirmar a absoluta necessidade de comprovar a morte fetal, sendo eticamente inaceitável qualquer tipo de experimentação, ainda em vida, que não no interesse do próprio feto. A decisão de interromper voluntariamente a gravidez – ao originar a morte fetal – implica, tacitamente, que não existe nenhum tipo de experimentação que possa ser em seu benefício. Parece existir atualmente, contudo, uma discreta tendência para dignificar o produto do abortamento através do tratamento condigno destes restos mortais, ainda que por vezes não possuam aparência nem forma humanas.

Mas, o advento do diagnóstico pré-natal modificou, em certa medida, a valorização social da deficiência, dado ser possível impedir, através da interrupção voluntária de gravidez, o nascimento de muitos fetos atingidos por doenças congénitas. Não está em causa um programa específico de combate à deficiência ou ao deficiente, mas tão-somente, uma extensão da autodeterminação de que os casais em risco genético estão atualmente investidos. Exceções há a esta suposição, como o atrás referido programa de erradicação da talassemia-β em Chipre. Neste caso, tratou-se de um verdadeiro combate à deficiência através de um programa nacional em larga escala, envolvendo todos os setores da vida pública.

Um conflito pode surgir, com enorme repercussão social, se a sociedade, através dos seus vários atores, quiser orientar o diagnóstico pré-natal no sentido de uma compulsão para o abortamento e, consequentemente, optar pelo não nascimento de crianças deficientes. Pode mesmo desenvolver-se o conceito de "responsabilidade eugénica", obrigando os pais a assegurar que a sua descendência seja portadora de um património genético o mais saudável possível. Esta perspetiva pode ser concetualmente alicerçada no rápido desenvolvimento do Programa Genoma Humano ao reforçar uma conceção determinista do homem na sua vertente física e espiritual. Este determinismo associado à nossa espécie,

7. DIAGNÓSTICO PRÉ-NATAL

baseado numa visão reducionista da biologia, agravar-se-á, possivelmente, com a descoberta da base genética de muitas deficiências físicas e de inúmeras alterações comportamentais. Compete à sociedade definir com clareza se é sua pretensão combater indiscriminadamente a deficiência e, por extensão, o deficiente, ou se pretende apenas transmitir a mensagem de que a vida humana sem deficiência, nalguns casos, pode tornar-se mais realizada.

Para apreciar adequadamente o neo-eugenismo (ou eugenismo liberal) importa então definir quais as enfermidades que, pela sua gravidade justificam uma política de eliminação sistemática. Doenças associadas a alterações neurológicas irreversíveis e/ou a grande sofrimento físico – como a anencefalia, a doença de Tay-Sachs ou o síndroma de Lesch-Nyhan – despertam sentimentos de compaixão entra a maioria dos membros da sociedade, a ponto de se justificar o rastreio e eventual eliminação. Contudo, a maioria das doenças genéticas hereditárias, detetadas no futuro pelo diagnóstico pré-natal, são não apenas tratáveis como compatíveis com uma vida social realizada. Realizada à sua própria maneira, no seu próprio universo, dado que, muitas vezes o deficiente nunca conheceu outra forma de vida. Do ponto de vista familiar, se é certo que, muitas vezes, não são filhos desejados, noutros casos, são um fator de agregação e de felicidade. No entanto, quando o conceito de qualidade de vida predominar nas sociedades ocidentais, a tolerância para com o deficiente pode vir a diminuir substancialmente[13]. Será então oportuno repensar a expressão "dignidade humana" não apenas como um conceito teórico e fungível, mas como um princípio estruturante da ética nas relações humanas.

---

[13] Malmqvist E: Reprogenetics and the "Parents Have Always Done It" Argument. The Hastings Center Report, 41 (1); 2011: 43-49.

8. Terapia Génica e Neo-Eugenismo

A possibilidade de prever o futuro biológico de cada ser humano é já hoje possível pela análise da informação disponível sobre o património genético, através do desenvolvimento do Programa Genoma Humano, que permitirá o diagnóstico precoce da vasta maioria das anomalias genéticas, monogénicas ou multifatoriais. A deteção, *in vivo* ou *in vitro*, de afeções de manifestação tardia, bem como de caraterísticas somáticas ou traços psicoafectivos, confere à tecnologia genética ainda mais amplas potencialidades. A terapia génica, ao permitir a alteração orientada e programada do património genético, vai ao encontro do que mais íntimo existe na pessoa humana ou seja, a possibilidade de o homem vir a ter meios de alterar a sua própria natureza. Porém, a possibilidade de se efetuar a terapia génica em seres humanos acaba por não poder evitar a questão básica do significado da vida humana. Isto é, torna-se necessário definir com rigor quando é que vida se torna vida humana. Enquanto não existir um amplo consenso acerca de determinados valores, como estes, considerados fundamentais, torna-se difícil, se não impossível, a consagração de princípios éticos universais.

W. French Anderson[1] concetualizou a terapia génica humana em:

1. Terapia génica somática
2. Terapia génica em células da linha germinativa
3. Engenharia genética de melhoramento
4. Engenharia genética para fins eugénicos

Trata-se de uma abordagem pragmática que pretende, essencialmente, traçar uma linha divisória entre tratamento e melhoria[2]. A tecnologia genética, em si

---

[1] Anderson WF: Human Gene Therapy. Science 256; 1992: 808-813.
[2] Archer L: Desafios da Nova Genética, Edições Brotéria, Lisboa, 1992.

GENEÉTICA

mesma, não difere substancialmente de um método para outro. Difere, sim, a aplicação previsível dessa tecnologia. Ao longo desta obra vou debruçar-me sobre duas vertentes interpretativas da terapia génica: o objetivo em si mesmo e o método para alcançar este objetivo. Vou argumentar que a legitimidade da terapia génica, enquanto método de tratamento, depende da observância de princípios éticos aceites e estabelecidos, em especial o respeito pela dignidade da pessoa humana. Defenderei, igualmente, que a incapacidade de um ser humano defender os seus legítimos interesses, não deve impedi-lo nunca de ser considerado como um sujeito efetivo de direito.

Mais ainda, irei acrescentar uma quinta vertente à proposta de W. French Anderson ou seja a possibilidade da utilização da tecnologia genética não para melhorar a espécie humana mas sim para criar seres humanos com caraterísticas usualmente consideradas como um fator limitante ao exercício dos seus legítimos direitos de cidadania, ou seja:

5. Engenharia genética para fins disgénicos

I. Terapia Génica Somática e em Células da Linha Germinativa

Através da terapia génica em células somáticas, a medicina e a genética pretendem tratar doenças genéticas para as quais não exista um método terapêutico alternativo. Existem vários métodos possíveis para se alcançar a transferência génica para as células afetadas. No início dos anos noventa (do século passado) procedeu-se à transferência do gene da Desaminase da Adenosina para linfócitos de crianças com um complexo síndroma de imunodeficiência hereditário que afeta a produção de linfócitos T. Volvidos alguns anos as crianças tratadas apresentavam já uma resistência normal às agressões do ambiente, com ausência de efeitos laterais significativos, ainda que os reais benefícios estejam por determinar. Atualmente, a terapia génica somática começa a ser utilizada no tratamento de diversas doenças genéticas monogénicas (fibrose cística, alterações congénitas do metabolismo, alterações dos genes da hemoglobina, deficiências de fatores da coagulação sanguínea etc.) bem como de doenças genéticas multifatoriais (neoplasias, doenças cardíacas e vasculares, infeção pelo VIH, etc.). Recentemente o Imperial College de Londres iniciou o primeiro ensaio clínico destinado a testar a eficácia da terapia genética na insuficiência cardíaca envolvendo cerca de 250 doentes. Esta modalidade de tratamento consiste em injetar na circulação sanguínea, através de um vírus inócuo, um gene que comanda o fabrico da proteína SERCA2a. Os níveis desta proteína – que são mais baixos nos doentes com insuficiência cardíaca do que nas pessoas com um coração saudável – alteram a contração das células do músculo cardíaco. A expetativa é que a nova terapia, ao fazer aumentar a quantidade de proteína SERCA2a presente naquelas células restabeleça a função cardíaca.

8. TERAPIA GÉNICA E NEO-EUGENISMO

Cumpridos determinados requisitos processuais, parece ser consensual que a terapia génica somática não coloca questões éticas novas ou inovadoras. Poderá originar, sim, distintas aplicações de questões éticas já conhecidas e elaboradas.

A legitimidade desta intervenção terapêutica fundamenta-se na aplicação do princípio da beneficência. Esta é, também, a opinião de médicos, cientistas e grupos religiosos e cívicos que, segundo o *Office of Science and Technology Assessment* (Estados Unidos da América), aceitam, em princípio, a terapia génica em células somáticas humanas, sendo considerada uma extensão dos métodos tradicionais de tratamento[3]. Assim, desde que se verifique o pressuposto do consentimento informado, à luz da doutrina do respeito pela autonomia individual, a terapia génica somática será não só legítima, como desejável. Trata-se, naturalmente, de uma aplicação possível do princípio do respeito pela autonomia. Refere-se à extensão da capacidade decisória da pessoa para incluir os seus legítimos representantes. Tal como noutras circunstâncias, os pais são chamados a decidir após uma completa informação (de preferência por escrito) dos benefícios e riscos mais prováveis deste tipo de intervenção. Este conceito de autonomia familiar, sendo o paradigma da prática clínica pediátrica, parte do pressuposto que os pais defendem o melhor interesse da criança[4].

Tratando-se de um método de tratamento ainda numa fase experimental (experimentação clínica), outros requisitos necessários são[5]:

1. A revisão por uma Comissão de Ética (não sendo um ensaio clínico na verdadeira aceção do termo, não existe, no nosso país, essa obrigatoriedade de natureza jurídica);
2. A avaliação e ponderação dos riscos e benefícios mais prováveis;
3. A existência de experimentação prévia (em animais ou em modelos experimentais alternativos) que comprove a utilidade e inocuidade deste procedimento.

Os protocolos de terapia génica em células somáticas humanas foram extensamente revistos e avaliados por comissões de ética e científicas especificamente constituídas para o efeito. De facto, o primeiro protocolo de terapia génica apro-

---

[3] Human Gene Therapy – A Background Paper (Washington DC: US Congress, Office of Science and Technology Assessment, OTA-BP-BA-32, December 1984.

[4] O conceito de "melhor interesse" é, por natureza, subjetivo, sendo influenciado por fatores socioculturais, familiares e de política de saúde. Porém, no caso em apreço, o melhor interesse é definido pela convergência de opinião entre os dados científicos disponíveis, a posição prevalecente da classe médica a este propósito e as expetativas previsíveis deste método de tratamento. O melhor interesse da criança nunca poderá resultar de decisões arbitrárias dos pais.

[5] Nunes R: Questões Éticas da Terapia Génica, Arquivos de Medicina 7 (4); 1993: 254-260.

vado nos Estados Unidos da América foi submetido a intenso escrutínio por parte da sociedade norte americana até se obter uma aprovação final. Também o Conselho da Europa, na esteira de outras declarações internacionais a este propósito, já se pronunciou sobre a terapia génica, nomeadamente na Convenção sobre Direitos Humanos e Biomedicina, reiterando o imperativo ético de prosseguir com a terapia génica somática desde que o benefício previsível seja superior aos riscos da intervenção[6].

Menos pacífica é a aceitação da terapia génica em células da linha germinativa (também chamada de modificação genética hereditária). Com esta técnica pretende-se o tratamento de doenças genéticas hereditárias (monogénicas ou multifatoriais) não apenas no sujeito selecionado, mas ao longo das gerações. Pode mesmo afirmar-se que, nesta fase do desenvolvimento científico-tecnológico, não é legítima a sua utilização. Os argumentos aduzidos são, globalmente, de natureza metafísica e baseiam-se em especulações teóricas sobre as consequências da manipulação genética incontrolada. Refere-se, a título exemplificativo, que a sobrevivência da espécie humana e o equilíbrio ecológico dependem da existência harmónica do património genético das várias espécies. Seguindo a linha deste argumento, a heterogeneidade genética seria um bem em si mesmo sendo ilícita qualquer interferência nesta predeterminação. Existiria, assim, uma responsabilidade biológica para com o património genético global, em particular para com o genoma humano, sendo reprovável qualquer interferência externa no processo de geração e manutenção da vida. De acordo com Luís Archer, a existência e consagração de um direito a herdar um património genético que não tenha sido artificialmente alterado defendido pela Assembleia Parlamentar do Conselho da Europa certamente que contribuiu para este desiderato[7]. Eventualmente pretende-se balizar a prática da terapia génica impedindo a manipulação de células da linha germinativa.

Mas, existirão objeções de princípio, e não meramente formais, ao tratamento de doenças genéticas hereditárias graves através do recurso à terapia génica em células da linha germinativa? Sabe-se hoje que a presença de determinados genes associados a doenças recessivas, longe de representar uma circunstância ocasional, revelou-se como um esforço adaptativo necessário para a própria perpetuação da espécie humana. Será o caso, eventualmente, da proteção conferida aos heterozigotos para a anemia de células falciformes e a malária, ou a vantagem

---

[6] Esta Convenção apenas permite a terapia génica somática quando esteja em causa a prevenção, diagnóstico ou tratamento de uma doença. Por outro lado, refere-se, especificamente, à ilicitude da modificação do genoma dos descendentes, ainda que com um objetivo terapêutico.

[7] Archer L: Questões Éticas e Sociais da Análise do Genoma Humano. Acta Médica Portuguesa 5; 1992: 139-145.

8. TERAPIA GÉNICA E NEO-EUGENISMO

evolutiva conferida por determinados genes associados à *diabetes mellitus*. Em meu parecer, porém, a terapia génica em células germinativas poderá ser eticamente aceitável quando se demonstrar inequivocamente a sua inocuidade. Isto é, quando e se se comprovar que a probabilidade de se introduzir alterações irreversíveis no património genético humano global está reduzida para níveis ética e cientificamente aceitáveis, não parece existir um motivo suficientemente sólido para impedir o tratamento de doenças genéticas graves, associadas a grande sofrimento e morte precoce, que se manifestam ao longo das gerações. Pressupõe-se a obtenção de consentimento informado do caso *index*, sendo legítimo presumir-se o consentimento das gerações futuras. De facto, nada leva a crer, no estado atual dos conhecimentos, que as gerações vindouras se oporiam a este tipo de intervenção. Mais ainda, a terapia génica em células germinativas, em princípio, e se se comprovar a sua segurança para a espécie humana, parece respeitar o valor intrínseco não-instrumental da pessoa e a sua eminente dignidade[8].

Enquanto a sociedade não estiver plenamente informada sobre os benefícios desta intervenção, aceita-se o estabelecimento de uma linha prudencial, que delimite o campo de atuação dos cientistas, permitindo apenas a terapia génica em células somáticas. Esta é, também, a posição defendida pelo *Council for International Organizations of Medical Sciences* que, num parecer emitido em 1990, refere claramente que "a tentativa de modificar células da linha germinativa pode ser a única hipótese de tratamento de determinadas condições, sendo importante a continuação da discussão dos aspetos técnicos e éticos"[9].

II. Engenharia Genética de Melhoramento e Neo-Eugenismo

A engenharia genética de melhoramento, em células somáticas ou germinativas pretende a introdução ou a alteração de um ou mais genes (cirurgia génica) com

---

[8] Isto partindo-se do pressuposto que a terapia génica em células da linha germinativa recorre apenas à manipulação de células gaméticas e não à experimentação em embriões humanos. A criação de embriões humanos transgénicos, ainda que com um objetivo terapêutico, evoca questões éticas específicas, relacionadas com a atribuição de um estatuto ético-jurídico ao embrião humano. Entende-se por um embrião transgénico um embrião para o qual se transferiu um gene de outra espécie, numa fase precoce do seu desenvolvimento ontogenético. Desta forma, o gene estranho vai integrar-se no genoma de todas as células do hospedeiro. Têm sido utilizados embriões transgénicos de outras espécies que não a humana, nomeadamente como modelos experimentais de doenças humanas. O genoma do VIH já foi transferido com sucesso para o embrião do rato para se poder inferir qual a evolução da doença e o modo de a tratar. A problemática da terapia génica em células da linha germinativa recorrendo à criação de embriões transgénicos, dada a sua importância e complexidade, deverá ser abordada de um modo autónomo.

[9] CIOMS: CIOMS XXIV Round Table Conference: Genetics, Ethics, and Human Values: Human Genome Mapping, Genetic Screening and Therapy. Inuyama 22-27 July, 1990.

GENEÉTICA

a finalidade de aperfeiçoar determinada caraterística física, traço morfológico ou psicoafectivo. Trata-se de decisões que poderão afetar as gerações futuras, nomeadamente quando se tratar da engenharia genética em células da linha germinativa. Porém, existe uma diferença substancial em relação à engenharia genética com uma finalidade estritamente terapêutica. O conceito de autonomia familiar e a doutrina do consentimento informado são legítimos enquanto estiver em causa o melhor interesse do embrião, feto ou recém-nascido. Melhorar, no sentido estrito do termo, e quando o padrão de referência é a normalidade (ausência de doença), implica que o conhecimento científico nesta área seja exaustivo de molde a garantir que, à luz do princípio da não-maleficência, a intervenção não venha a provocar mais prejuízo do que benefício. Mas, ainda assim não é lícito presumir-se que os descendentes aceitem uma intervenção no seu genoma por um motivo que lhes é parcialmente estranho[10].

A engenharia genética de melhoramento entra em colisão com o princípio da não-instrumentalização do ser humano, princípio este que obriga a que cada ser humano seja sempre considerado como um fim em si mesmo, e nunca como um meio para alguém atingir determinado objetivo. A intenção motivadora reveste-se da maior relevância sendo fundamental a sua determinação. Se a sociedade permitir a engenharia genética de melhoramento, além de colocar em causa o princípio da igualdade de direitos entre as pessoas, não tem no futuro, argumentos que impeçam a prática da engenharia genética com uma finalidade eugénica.

Vislumbra-se, a curto/médio prazo, um controlo tão delicado da regulação e expressão do genoma humano que permita à ciência moldar caraterísticas multigénicas complexas como a inteligência ou a memória. O Estado, através dos seus instrumentos de intervenção, poderá ser tentado a aperfeiçoar não apenas o indivíduo isolado mas, transversalmente, toda a matriz social[11]. Tratar-se-ia, então, de eugenismo positivo, isto é da consagração de medidas que visariam favorecer a permanência de genes considerados como socialmente valorizados. Relegada para segundo plano ficaria, numa perspetiva meramente eugénica, a vontade de aliviar o sofrimento humano. Desta forma, a orientação social dos cuidados de saúde seria dirigida no sentido de melhorar a constituição genética da espécie humana. Neste caso, não estão em causa valores como a qualidade de vida de um deficiente, que muitos, legitimamente, sugerem como padrão de referência de toda a atividade biomédica. Qualidade de vida, talvez um dos conceitos mais difíceis de definir em todo o pensamento humano, tem servido para legitimar diversas atitudes respeitantes ao ser humano, de melhoria e de destruição.

[10] Nunes R: Human Gene Therapy, Decisions, Winter; 1995: 24-30.
[11] Kevles D: In the Name of Eugenics: Genetics and the Uses of Human Heredity. University of California Press, Berkeley, 1996.

8. TERAPIA GÉNICA E NEO-EUGENISMO

Parece, no entanto, que a engenharia genética de melhoramento se encontra desenquadrada do conceito de liberdade ética individual, sendo, eventualmente, uma intervenção arbitrária e discricionária. A comunidade internacional, ciente de que algumas questões éticas fundamentais permanecem sem resposta adequada, pretende salvaguardar os interesses da sociedade ao considerar o Genoma Humano como Património Comum da Humanidade. Este e outros projetos a ele associados – como o projeto para a Diversidade do Genoma Humano – permitirão concluir que os seres humanos são, globalmente, mais semelhantes do que se pensou no passado, reforçando uma fundamentação biológica para a igualdade de direitos de todas as pessoas, isto é, materializando o conceito de dignidade humana.

Porém, alguns autores defendem a ética do melhoramento enquadrando-a politicamente como uma forma de aumentar a produtividade social. Allen Buchanan, por exemplo, não traça nenhuma distinção moralmente relevante entre as políticas estatais de promoção da saúde e da educação e o apoio que possa vir a ser concedido pelos estados à investigação neste domínio[12]. O melhoramento seria uma importante ferramenta não apenas para o aumento da produtividade mas, também, para a melhoria das condições de vida das populações. Nesta ótica, para ser aceitável, o melhoramento deve ficar a cargo de uma decisão dos progenitores, dado que de outra forma poder-se-ia reconduzir a sociedade a novas formas de desigualdade e de limitação da autonomia pessoal[13].

Neste sentido, o neo-eugenismo (ou eugenismo liberal) pretende reforçar a obrigação moral dos progenitores melhorarem o capital genético e biológico da descendência. Para Julian Savulescu o neo-eugenismo é mesmo uma responsabilidade dos progenitores, à luz do que designa pelo "Princípio da Beneficência Procriativa"[14], dado que:

1. Alguns genes, não relacionados com doenças, originam a possibilidade de uma pessoa ter "a melhor vida possível";
2. Existem motivos válidos para um casal utilizar a informação disponível sobre esses genes nas suas decisões reprodutivas;
3. Os casais devem selecionar os embriões ou fetos que tenham a possibilidade de ter "a melhor vida possível", de acordo com a informação genética disponível.

---

[12] Buchanan A: Enhancement and the Ethics of Development. Kennedy Institute of Ethics Journal 18 (1); 2008: 1-34.

[13] Lev O, Miller F, Emanuel E: The Ethics of Research on Enhancement Interventions. Kennedy Institute of Ethics Journal 20 (2); 2010: 101-113.

[14] Savulescu J: Procreative Beneficence: Why We Should Select the Best Children. Bioethics 15 (5-6); 2001: 413-426.

Ou seja, para este autor é legítimo e até desejável que os casais selecionem os filhos que possam ter a vida mais produtiva, incluindo para o efeito a seleção de traços como a inteligência, a memória, ou mesmo a seleção de sexo. Porém, existe uma linha divisória entre a possibilidade dos pais efetuarem escolhas reprodutivas e a "obrigação" de o fazer – responsabilidade eugenésica. Note-se que os pais geralmente defendem o melhor interesse dos seus filhos em inúmeras circunstâncias – tal como a educação ou a saúde – mas isto é eticamente diferente de existir uma obrigação parental de selecionar os melhores genes possíveis[15]. Pelo que, e como defende aliás Alex Neitzke, a tentativa de modificar a personalidade de uma pessoa, mesmo antes da conceção, deve ser restringida ao controlo de traços indiscutíveis de doença ou de dano provável, tal como os relacionados com a "sociopatia"[16]. Devendo todas as formas de melhoria que recorrem à genética comportamental ser fortemente reguladas, nomeadamente quando se recorre a qualquer tipo de modificação genética hereditária.

Vários mecanismos existem que permitem à sociedade um controlo efetivo da aplicação desta tecnologia. Paradoxalmente, esta preocupação surgiu no seio da própria comunidade científica, comunidade que se interroga continuamente sobre os fundamentos éticos da sua atividade de investigação. Parece ser consensual que a arbitragem entre aquilo que é passível de uma escolha autónoma, individual, e aqueles atos que devem ser restringidos por imperativos sociais deve decorrer de um referencial baseado na norma moral prevalecente. Esta, por sua vez, não é estática, e vai-se modificando com o evoluir da sociedade. Essa arbitragem terá, posteriormente, uma formulação jurídica.

Um destes pressupostos éticos, que não pode ser negligenciado, até por ser constitucionalmente protegido (em Portugal e na maioria dos países da União Europeia) é o direito à liberdade de investigação, desde que este direito não entre em conflito com outros ainda mais valorizados socialmente, como o da inviolabilidade da integridade física de um ser humano e o da indisponibilidade do seu corpo. *Lato sensu*, este direito fundamental que o investigador aufere, encontra-se abrangido no princípio geral de liberdade de opinião e de expressão. A tarefa da sociedade, neste âmbito, é dupla: estabelecer mecanismos de controlo verdadeiramente eficientes, por um lado, e, por outro, tomar consciência das consequências que a investigação científica pode originar. Tem-se verificado, nos últimos anos, uma discreta modificação da postura social em relação à tecnologia

---

[15] Sparrow R: A Not-So-New Eugenics – Harris and Savulescu on Human Enhancement. The Hastings Center Report 41 (1); 2011: 32-42.

[16] Neitzke A: On the Genetic Modification of Psychology, Personality and Behavior. Kennedy Institute of Ethics Journal 22 (4); 2012: 307-343.

8. TERAPIA GÉNICA E NEO-EUGENISMO

genética de uma forma global. Na maioria dos países ocidentais, os inquéritos que têm sido efetuados revelaram que a sociedade aceita maioritariamente a tecnologia genética, reconhecendo, no entanto, a necessidade de controlar a atividade científica a ela associada.

Mas o Direito, na sua vertente civil ou criminal, pode não ser o melhor instrumento para controlar a inevitável expansão da engenharia genética no homem. Eventualmente, a autorregulação por entidades profissionais, através do estabelecimento de normas de conduta, pode ser uma solução mais eficaz e praticável. O Direito pode vir a ser reservado apenas para aquelas circunstâncias unanimemente reprovadas, como a formação de clones, de seres híbridos ou a engenharia genética com uma finalidade eugénica. Não são apenas motivos de natureza doutrinária que concorrem para esta argumentação. Para que seja justificada uma lei desta natureza, e com este alcance, teria que verificar-se um amplo consenso acerca do que deve ou não ser feito no que respeita à aplicação das novas tecnologias de engenharia genética. Mais ainda, ter-se-ia que demonstrar a existência de um dano provocado pela sua aplicação, o que, no domínio da genética, permanece, em boa medida, no domínio da imaginação. Desta forma parece razoável permitir-se, tal como é prática corrente nalguns países europeus, um considerável campo de manobra às organizações profissionais, complementando a sua atividade, sempre que necessário, com uma penalização administrativa dos prevaricadores através da não atribuição das licenças necessárias à atividade profissional.

III. Disgenismo e Dignidade Humana

Se, por um lado, nas democracias plurais não se aceita a intromissão do Estado nas escolhas reprodutivas dos casais, a tecnologia genética pode ser também utilizada em novas formas de eugenismo – neo-eugenismo – agora por escolhas informadas dos casais, ainda que socialmente condicionadas. O disgenismo é de isto um bom exemplo. Em 2006 propus o seguinte conceito[17]: "Por disgenismo entende-se uma seleção genética culturalmente imposta não para alcançar a melhoria global da pessoa humana mas para escolher traços genéticos que estão geralmente associados a uma condição socialmente incapacitante, em síntese considerados como uma deficiência".

---

[17] Nunes R: Deafness, Genetics and Dysgenics. Medicine, Health Care and Philosophy 9; 2006: 25-31. Esta perspetiva diverge do conceito tradicional de disgenismo segundo o qual este se reporta à deterioração genética humana, não pela ação intencional do homem (através da repro-genética), mas, sim, pelo facto de a melhoria das condições de vida se terem traduzido à escala global na perpetuação de um capital genético que para alguns é considerado deletério e prejudicial. Ver Lynn R: Dysgenics: Genetic Deterioration of Modern Populations. Praeger Publishers, Westport, 1996.

GENEÉTICA

Neste contexto, o disgenismo pode ser classificado resumidamente em:

1. Disgenismo Positivo: pretende-se aumentar o número absoluto de pessoas com um traço genético em especial, por exemplo a surdez ou o nanismo. Pode ser alcançado através da contração de matrimónio entre pessoas deficientes ou através do recurso à repro-genética, nomeadamente à inseminação artificial, e à terapia génica;

2. Disgenismo Negativo: pretende-se diminuir a prevalência de pessoas normais (não portadoras do gene alterado). Por exemplo, através do diagnóstico pré-natal e abortamento de fetos normais ou do diagnóstico genético pré-implantação e não transferência de embriões geneticamente saudáveis.

Qual a objeção plausível a este tipo de prática se for respeitado o direito à autodeterminação reprodutiva dos casais[18]? Recorde-se que numa sociedade plural e democrática os cidadãos encontram-se frequentemente como "estranhos morais", recorrendo às palavras de Tristram Engelhardt Jr., devendo ainda perguntar-se se a relação médico/doente ou geneticista/doente não é apenas outro dos contextos onde os valores individuais devem ser respeitados.

Uma resposta possível seria deslocarmos o centro da decisão do casal que pretende reproduzir para os interesses, mesmo direitos, do nascituro. A este propósito qual a plausibilidade da Lei vir a proteger o "direito a um futuro aberto" da criança que vai nascer[19]. A existência deste direito foi proposta inicialmente por Joel Feinberg que se referiu ao conceito de *"rights-in-trust"*, ou seja a direitos que devem ser preservados até à idade adulta para, então, se poder exercer plenamente a autonomia pessoal[20]. Estes direitos devem ser protegidos no presente para serem exercidos mais tarde na vida. Esta categoria geral de direitos assenta na ideia de que os pais não são "donos" dos seus filhos mas apenas guardiães, tutores, em homenagem ao seu melhor interesse. O direito a procriar é o paradigma desta nova classe de direitos; ninguém deve ter o poder de limitar indefinidamente a capacidade de uma criança se reproduzir, qualquer que seja o motivo, e qualquer que seja o enquadramento jurídico-normativo. Deduz-se que a capacidade da criança poder vir a escolher o seu futuro deve ser protegida.

---

[18] Wilfond B et al: Navigating Growth Attenuation in Children with Profound Disabilities. The Hastings Center Report 40 (6); 2010: 27-40.

[19] Nunes R: O Direito a um Futuro Aberto, *in* Desafios à Sexualidade Humana. Coletânea Bioética Hoje nº 10, Gráfica de Coimbra, Coimbra, 2006.

[20] Feinberg J: The Child's Right to an Open Future, *in* W. Aiken and H. LaFollette (eds.), Whose Child? Children's Rights, Parental Authority and State Power. Totowa: Littlefield, 1980.

8. TERAPIA GÉNICA E NEO-EUGENISMO

De facto, ao longo do último século o desenvolvimento da medicina e a melhoria das condições de vida contribuíram para um aumento da prevalência de doenças genéticas que o processo de seleção natural teria espontaneamente eliminado. Simultaneamente a sociedade reduziu o número absoluto de pessoas deficientes através da seleção genética acreditando que desta forma se estava a contribuir para uma visão consensual do bem comum. Os programas de irradicação da talassemia-β nos países mediterrânicos (rastreio genético pré e pós natal) e o rastreio genético neonatal da fenilcetonúria e da fibrose cística na maioria dos países ocidentais são exemplos de práticas socialmente determinadas. O rastreio pode ser efetuado em famílias onde um traço genético específico é especialmente frequente, ou, em alternativa, pode ser considerado custo-efetivo rastrear a totalidade da população.

Em sentido estrito estas políticas públicas não são eugénicas, dado que não têm como objetivo nuclear assegurar uma diminuição absoluta de traços recessivos na população nem reduzir a capacidade reprodutiva das pessoas deficientes. A decisão de procriar ou não após um resultado positivo fica ao livre arbítrio dos casais ainda que se esteja a promover subliminarmente uma nova forma de eugenismo ou seja o neo-eugenismo ou eugenismo liberal. Deve recordar-se que a introdução de testes de rotina para mutações de ADN pode originar informação sobre a presença ou não de genes, por exemplo da surdez congénita, permitindo a casais surdos ter um filho surdo apesar da probabilidade de ocorrência espontânea da surdez autossómica recessiva nestas circunstâncias ser de apenas um em cada quatro nascimentos[21].

De facto, um dos objetivos dos programas genéticos é aumentar a autonomia reprodutiva dos casais. Esses programas caraterizam-se por um aconselhamento genético neutral e não dirigido, permitindo-se aos casais decidir o que é no seu melhor interesse. Essas escolhas informadas são a base da boa prática clínica em genética da reprodução. Porém, quando enfrentam um dilema desta natureza, nomeadamente o uso ativo da tecnologia reprodutiva para originar uma criança deficiente, o conselheiro pode entender que esta escolha não é justa para o nasciture. Tal como sugere Murray "alguns conselheiros sentem que conselheiro pode ter justificação para não honrar o princípio da neutralidade dado que o efeito reprodutivo líquido produz, provavelmente, mais dano do que benefício"[22]. Mas, a avaliação da intenção de um casal em procriar está em clara contradição

---

[21] Spriggs M: Lesbian Couple Create a Child who is Deaf Like Them. Journal of Medical Ethics 28; 2002:283.

[22] Murray C: Genetic Counseling. Ethical Issues, *in* W. Reich (ed.), Bioethics: Sex, Genetics and Human Reproduction. Macmillan Compendium. New York: Macmillan Library Reference USA, Simon and Schuster Macmillan, 1998.

com a doutrina tradicional do aconselhamento genético neutral. A questão é, então, como equilibrar a autonomia reprodutiva com práticas disgénicas.

Nem todas as práticas disgénicas são não-éticas. Como no eugenismo também o disgenismo pode ser alcançado de um modo positivo ou negativo. O disgenismo negativo pode ser alcançado através do diagnóstico pré-natal ou do diagnóstico genético pré-implantação e da seleção dos embriões ou dos fetos desejados (descartando ou eliminando os "normais"). Só seria permitida a sobrevivência de crianças afetadas. Esta prática não tem cobertura ética dado que os direitos individuais – nomeadamente o direito a um futuro aberto – estaria seriamente comprometido. Com o disgenismo positivo pretende-se aumentar o número de pessoas com um traço genético específico (deletério). O casamento de pessoas surdas ou anãs, ou a conceção de pessoas surdas ou anãs através da repro-genética são exemplos de disgenismo positivo. Só a última pode ser considerada *lato sensu* não-ética, não o casamento *per se*. Mas deve ter-se em atenção que para muitos casais ter um filho deficiente é melhor que não ter filho algum. Em Portugal esta situação é bem conhecida no caso da paramiloidose onde os pais afetados pela doença (de manifestação tardia) desejam ter um filho, ainda que sabendo que mais tarde este irá desenvolver a doença. Pode argumentar-se, todavia, que o seu desejo é ter um filho e não um filho afetado pela doença, o que faz toda a diferença no plano ético.

Pode deduzir-se que os profissionais envolvidos na reprodução e no aconselhamento devem reequacionar as orientações éticas no que respeita a práticas disgénicas. Sempre no pressuposto de que o direito à autonomia reprodutiva deve ser enquadrado com os putativos direitos do nascituro. A infância, num sentido lato, deve ser perspetivada muito mais como um estádio do que como um estado. Pelo que os direitos da criança (prospetiva) devem ser observados numa perspetiva dinâmica para que a sociedade perceba claramente o seu papel *parens patriae*. O Estado é o último recurso da criança não apenas porque esta tem o dever de proteger os seus direitos mas, também, porque as crianças representam o futuro da humanidade. Qualquer que seja a natureza filosófica dos direitos existe algum consenso de que, como refere Wellman:

> *"rights are ascribed to and possessed by each individual or entity in a group separately rather than collectively. Whereas the many benefits and harms to various affected parties of any action are summed together in the act's total utility, each individual person has his or her own right that demands respect independently of the rights or welfare of any other individuals"*[23].

---

[23] Wellman C: Rights, Systematic Analysis, *in* W. Reich (ed.), Bioethics: Sex, Genetics and Human Reproduction. Macmillan Compendium. New York: Macmillan Library Reference USA, Simon and Schuster Macmillan, 1998.

8. TERAPIA GÉNICA E NEO-EUGENISMO

Esta abordagem é a destilação de muitas perspetivas diferentes dos direitos morais, legais e políticos, nomeadamente o entendimento de que um direito é uma válida pretensão sobre terceiros sendo determinante na proteção de interesses, ou mesmo na proteção do indivíduo contra a ação ou intrusão do Estado ou de terceiras partes. Mais ainda, qualquer que seja a classe dos direitos invocados existe um consenso alargado de que os direitos humanos são os mais fundamentais dos direitos, designadamente quando são um meio para proteger a liberdade ética individual. Assim, o direito de qualquer criança a um futuro aberto – e portanto o direito ao seu melhor interesse – ultrapassa o também importante direito dos pais à autonomia reprodutiva que, neste caso, é de ordem hierárquica inferior.

Também a Convenção sobre os Direitos da Criança[24] refere expressamente que "em todas as ações respeitantes a crianças ... os seus melhores interesses devem ser a preocupação principal". Melhor interesse é mais do que meramente permitir que a criança sobreviva, ou mesmo proporcionar-lhe abrigo, alimentação básica ou vestuário adequado. É, sim, permitir que esta seja um membro ativo da sociedade, que seja uma pessoa autónoma e que possa interagir socialmente de um modo pleno e realizado. Pelo que a genética e a procriação assistida enfrentam hoje novos desafios. Os pais prospetivos desejam cada vez mais utilizar estas tecnologias não para finalidades eticamente adequadas, legitimadas pelo consentimento presumido, mas sim para manipular a condição humana ao arrepio dos valores universalmente defendidos e consolidados. Quando uma pessoa nunca foi competente, tal como a criança, o papel dos pais é o de fazer escolhas nos termos dos valores sociais mais representativos, partindo do pressuposto de que o seu filho, no futuro, irá subscrever tais escolhas. Pelo que as escolhas que os pais fazem para os seus filhos devem necessariamente enquadrar-se num leque de benefícios esperados, não sendo objetivamente razoável qualquer decisão que colida com o legítimo direito a um futuro aberto.

Os exemplos da surdez e do nanismo, e em menor escala a injeção intracitoplasmática de espermatozoides (ICSI), são instrumentais na medida em que abrem o caminho à inadequada utilização da tecnologia genética para criar deliberadamente uma classe particular de pessoas. Se for esse o caso o conceito de aconselhamento genético não dirigido deve ser reapreciado. A propósito da interface entre repro-genética e disgenismo deve salientar-se o caso particular da (ICSI). Como refere aliás Helena Melo[25] "o risco mais importante que se corre

---

[24] United Nations: Convention on the Rights of the Child. Adopted by the United Nations General Assembly, 20 November 1989.

[25] Melo H: Implicações Jurídicas do Projeto do Genoma Humano. Constituirá a Discriminação Genética uma Nova Forma de Apartheid? Coletânea Bioética Hoje nº 14; Gráfica de Coimbra, Coimbra, 2007.

GENEÉTICA

com a aplicação desta técnica é o da transmissão de anomalias genéticas às crianças por ela nascidas" e que "o mesmo pode acontecer com deleções do cromossoma Y associadas a azoospermias e oligozospermias severas que se forem transmitidas através da ICSI aos descendentes masculinos estes quando chegarem a adultos sofrerão de problemas de fertilidade idênticos aos dos pais". No entanto, será que a intenção e a estrutura motivacional dos progenitores é sobreponível aos casos da surdez e do nanismo? Ou seja, será que no caso da infertilidade masculina o disgenismo é uma consequência previsível, e não desejada, da injeção intracitoplasmática e que os progenitores querem simplesmente ter um "filho" e não um "filho portador de deficiência"?

Em síntese, a sociedade só pode esperar do Projeto Genoma Humano que ao se descobrir a base genética de muitas doenças, tal como a surdez e o nanismo, esta informação não seja utilizada de um modo pervertido, de um modo disgénico, para selecionar traços humanos universalmente considerados como deficiência, situação que era suposto prevenir.

IV. Procura de um Consenso

A evolução biológica da espécie humana desde há muito que deixou de ser condicionada apenas por fatores genéticos e de seleção natural, incontroláveis, para sofrer a influência da inteligência e vontade do homem, que, através de vários recursos ao seu alcance, tem modificado intencionalmente o mundo que o rodeia, pretendendo com isso melhorar as condições da sua existência. Consequentemente, a sua evolução deixou de ser exclusivamente natural, se entendermos por este termo tudo quanto é exterior à ação consciente e propositada do homem, para se tornar também, dentro de determinados limites, artificial. Note-se, no entanto, que esta distinção pode ser facilmente contestada, já que a inteligência humana, como produto da evolução biológica natural, é necessariamente inovadora. O homem é, por sua própria natureza, produto do artificial[26].

Uma das formas pelas quais o homem altera a sua própria evolução é, sem dúvida, a capacidade de que a medicina e a biologia dispõem, hoje, de manter vivos até à idade da reprodução muitas pessoas com afeções várias. Desta forma, a ciência concorre para a presença, no património genético humano global, de uma grande diversidade de alterações genéticas – além de muitas outras patologias – que vieram modificar significativamente a face visível da espécie humana comparativamente a fases anteriores da sua evolução natural. O aumento da longevidade média contribuiu, de igual forma, para um diferente enquadramento do homem no seio da comunidade.

---

[26] Archer L: Da Genética à Bioética, Coletânea Bioética Hoje nº 11, Gráfica de Coimbra, Coimbra, 2006.

8. TERAPIA GÉNICA E NEO-EUGENISMO

A terapia génica em seres humanos pode dar origem não só a toda a variedade de questões éticas tradicionais no exercício da Medicina mas, também, a outras questões éticas prementes relacionadas, por exemplo, com a possibilidade de seleção sexual incontrolada ou a transferência de genes para células da linha germinativa. Outras dimensões que deverão ser forçosamente avaliadas no futuro referem-se, a título de exemplo, à seleção de candidatos, ao direito à privacidade dos dados genéticos, à existência ou não de um direito de patente de produtos e procedimentos e às questões relacionadas com a distribuição de recursos para a prestação de cuidados de saúde.

Isto partindo do pressuposto que a terapia génica se circunscreve aos limites da vontade pessoal. Caso venha a ser obrigatória, como acontece em determinados programas de vacinação, as liberdades individuais podem ficar seriamente ameaçadas. Importa que a sociedade se consciencialize de que ser humano "normal" é uma realidade impossível de ser alcançada. Esta opinião é verdadeira a nível da frequência génica da população (todos nós somos portadores de 3-4 genes recessivos para determinada doença genética) bem como no que se refere ao fenótipo individual. Por outro lado, não existe nenhum método objetivo para constatar se uma pessoa portadora de determinada deficiência, ainda que grave, considera que a sua vida não vale a pena ser vivida. O juízo quanto à qualidade de vida é sempre, no mínimo, subjetivo. Mas o que está aqui em causa é a liberdade dos progenitores assumirem as suas responsabilidades em relação à sua descendência: o futuro da espécie humana deve ser o resultado não de um programa racional determinado pelos cientistas – por muito boas que sejam as suas intenções quanto à preservação da espécie humana – mas sim das decisões conscientes (e, portanto, tão bem informadas quanto possível) e livres dos progenitores.

Pergunta-se, frequentemente, se a terapia génica está eivada de espírito eugénico[27]. Desde que o objetivo principal não seja a diminuição da incidência do nascimento de deficientes, não se pode considerar que esteja em causa uma mentalidade eugénica[28]. O estabelecimento de uma lista positiva das doenças que

---

[27] Nunes R: Dimensões Éticas da Terapia Génica. Atas do IV Seminário do Conselho Nacional de Ética para as Ciências da Vida. Presidência do Conselho de Ministros, Imprensa Nacional Casa da Moeda, Lisboa, 1998.

[28] Note-se que o eugenismo tem profundas raízes nas sociedades de cultura europeia. Já Robert Malthus (1766-1834) na sua obra *An Essay on the Principle of Population* abria a porta à seleção natural e à necessidade de intervir no controlo populacional (seleção artificial). O que veio a inspirar Francis Galton (1822-1911), primo de Charles Darwin, que criou o termo de eugenia significando "o estudo dos agentes sob o controle social que podem melhorar ou empobrecer as qualidades raciais das futuras gerações seja física ou mentalmente". Nunes RC: A Humanidade Essa Desconhecida, Quimera Editores Lda., Porto, 2008.

devem ser objeto de terapia génica pode ocasionar uma atitude discriminatória em relação aos deficientes atualmente existentes, pelo que não parece ser a solução mais satisfatória para resolver esta questão. Mais ainda, nesta fase do debate, é pouco provável que se consiga atingir um consenso sobre se existem algumas caraterísticas físicas ou mentais universalmente desejadas; até que se atinja esse consenso, a terapia génica não deve associar-se à tentativa de melhoramento da espécie humana.

Concluindo, todo o ser humano, pelo facto de ser parte integrante da nossa espécie biológica, possui uma dignidade própria que impede a sua utilização com outra finalidade que não seja a promoção da sua realização pessoal. A terapia génica, ao inserir-se nesta dinâmica, deve perspetivar o homem como um fim em si mesmo, inserindo-o, desta forma, na esfera protetora da dignidade humana.

ÍNDICE

PREFÁCIO	7
INTRODUÇÃO	9
GLOSSÁRIO	11

A) DA GENÉTICA À BIOÉTICA

1. Ética e Nova Genética	19
I) Emergência de uma Nova Ética Social	19
II) Exercício da Liberdade Ética	26
III) Princípios para uma Nova Genética	34
2. Vida e Vida Humana	39
I) Vida, Ser e Pessoa	39
II) Biodiversidade e *"Commonwealth of Life"*	44
III) Biologia Sintética	48
3. Embrião Humano	53
I) Fertilização e Desenvolvimento do Ser Humano	54
II) Outras Perspetivas sobre o Início da Vida Humana	59
III) Diagnóstico Genético Pré-Implantação	66
IV) Do Embrião à Repro-genética	71
4. Identidade Genética	75
I) Genes e Identidade Pessoal	76
II) Identidade de Género	82
III) Necessidade de Regulação	87

GENE*ÉTICA*

B) DESAFIOS DA NOVA GENÉTICA

5.	Genética Preditiva	93
	I) Diagnóstico Genético Preditivo	94
	II) Aconselhamento Genético	99
	III) Direito a Não Ser Informado	103
6.	Bases de Dados Genéticos	109
	I) Objetivos de uma Base de Dados Genéticos	112
	II) Enquadramento Ético e Valores Sociais	115
	III) Células Estaminais do Cordão Umbilical	123
7.	Diagnóstico Pré-natal	131
	I) Perspetiva Científica	132
	II) Ética e Diagnóstico Pré-natal	137
	III) Transplantação de Tecidos Fetais	147
8.	Terapia Génica e Neo-Eugenismo	153
	I) Terapia Génica Somática e em Células da Linha Germinativa	154
	II) Engenharia Genética de Melhoramento e Neo-Eugenismo	157
	III) Disgenismo e Dignidade Humana	161
	IV) Procura de um Consenso	166